1

Préface

Je dédie ce livre

    À mes parents qui m'ont permis d'accomplir
mes études,
À mes enfants,
À mes frères et sœurs,
À mes amis, médecins ou non,
À mes confrères,
À mes patients,
À mes lecteurs.

Pourquoi ce livre ?

    Parce que j'ai plaisir à l'écrire, plaisir à faire
partager ce que je ressens et ce que m'apporte
mon métier passionnant et enrichissant. Enfin
pour faire connaître ce métier à ceux qui le
méconnaissent. Surtout parce qu'il demande un
don de soi immense, et apporte beaucoup à celui
qui le pratique et à ses patients. Ne voyez dans
ces lignes aucune prétention littéraire.

Mais tout d'abord qu'est-ce qu'un kinésithérapeute ?

Si l'on considère l'étymologie du mot, son origine vient du grec et veut littéralement dire : thérapeutique par le mouvement ; le kinésithérapeute est donc celui qui traite les affections aussi nombreuses soient-elles, par le mouvement. Nom il est vrai bien barbare impossible à prononcer par les anciens, et peu parlant pour la majorité d'entre nous. Le commun des mortels se repliant alors sur le mot de "masseur", très évocateur lui, mais ô combien loin du travail du kinésithérapeute.

Il eût été plus juste d'appeler le kinésithérapeute "masseur rééducateur", plus compréhensible.

CHAPITRE I

Du baccalauréat à l'obtention de mon diplôme...

Mes études

Après avoir gravi successivement les échelons de l'école primaire puis de l'école secondaire, étant un élève moyen, et ayant passé un bac D orientant en principe les élèves vers une carrière médicale ou para médicale, il reste le choix, la décision : que faire exactement ? L'influence de l'entourage à ce moment-là est capitale. Déjà depuis quelque temps on chuchotait :

"Tu es doué comme ton père pour le commerce, tu as du bagou. Tu devrais faire du commerce !".

Mon père, il faut le préciser, était grossiste en pharmacie. C'est donc dire si dès mon enfance j'ai entendu parler "pharmacie". Médecin serait tentant, mais que de difficultés, que de barrages, de sélections, avec les maths, la physique, la chimie, et puis partir pour sept ans, c'est un peu partir en guerre. Pharmacie ce n'est pas mieux, cinq ans de bachotage sur la physique, la chimie, pour devenir commerçant conseil.

Déjà, j'avais une idée précise de ce que je recherchais, un métier où il y a du contact humain, où il y a échange et don de soi.

Les études de masso-kinésithérapie semblaient répondre à ces aspirations.
Au même moment, la lecture du livre de Joseph Kessel "les mains du miracle" me confortais dans ces idées. Après quelques discussions avec l'un de mes amis, à cette époque en première année d'études, il semblait bien que c'était le métier qui me conviendrait. Après les préparatifs pour constituer un volumineux dossier, depuis les certificats de vaccinations de toutes sortes, jusqu'à l'extrait de casier judiciaire, le dossier était déposé. Il ne restait plus qu'à attendre. Dans la fiche d'information, il était mentionné que le dit étudiant postulant devait avoir une taille supérieure à 1,63 mètre, avoir de grandes mains chaudes et sèches et également ne pas posséder d'anomalies anatomiques ou de déformations vertébrales.

Je semblais répondre aux critères du

kinésithérapeute. Une inquiétude cependant, mon articulation distale du 5ème doigt de la main gauche présentait une ankylose, c'est à dire une soudure osseuse. Suite à un accident où le cinquième doigt gauche était resté coincé dans la porte d'entrée, la dernière phalange atrophiée ne fonctionnait plus. Cela pouvait être gênant pour la pratique d'un tel métier et surtout pour le massage.

Mon intégration dépendant de la visite médicale dont la conclusion devait tomber comme le couperet de la guillotine, avec la mention "accepté ou refusé".

A cette époque, les premiers dossiers complets déposés étaient retenus jusqu'à constituer une classe de 35 élèves. Pour ma part, j'avais attendu d'obtenir mon baccalauréat D pour déposer mon dossier qui fut alors mis sur la liste d'attente. "Il ne faut pas vendre la peau de l'ours avant de l'avoir tué". Je n'avais alors plus qu'à le reconduire en ayant cette fois-ci toutes les chances pour l'année suivante.

Pendant ce temps là, que faire ?

Eh bien, l'économie m'intéressait, après tout, cela pourrait toujours me servir. Je m'inscrivais donc en première année de licence ès sciences économiques à la faculté de Grenoble. 450 inscrits, des amphis immenses, une faune aux bras ballants à la recherche de la pagaille au lendemain de la révolution de mai 68. Je me souviens de cet étudiant d'environ 26 ans qui était pour la cinquième fois en première année d'un enseignement différent.

En effet, il changeait tous les ans d'orientation pour être inscrit en faculté et bénéficier des avantages étudiants (resto U, assurances, réductions etc...) Comme lui, beaucoup usent leur fond de culottes sur les bancs de facultés, entretenus par les actifs. Les études de sciences économiques semblaient très décontractées, pas trop d'heures de cours, le contrôle continu des connaissances venait d'être institué garantissant ainsi le diplôme à l'étudiant moyen. Beaucoup de matières intéressantes : l'analyse économique, l'histoire de l'économie, la démographie, les statistiques, etc... Autant de matières qui pouvaient distraire un postulant aux études de masso-kinésithérapie.

Après chaque cours, l'éternelle question: "Qu'est-ce qu'on fait ? On va boire un pot ? Rendez-vous à la cafétéria", jargon de l'étudiant que je découvrais.

Pour ma part j'avais horreur de la cafète, estimant y perdre mon temps et mon argent de poche bien maigre. J'avais en effet 50 FRF par mois, et avec cela il fallait faire marcher la Deuche (2CV). Pas question de les passer à siroter quelques Coca ou bières ! Je rentrais bien sagement préférant économiser pour les sorties de ski du dimanche aux Deux Alpes où à l'Alpe d'Huez.

Plus les mois passaient, plus j'étais sûr de m'orienter l'année suivante pour l'école de masso-kinésithérapie. Un jour mémorable fut celui de ce cours de maths, où comme à l'accoutumée, au bout de 10 minutes on entendait même plus la voix du professeur tant le chahut était important. Un agitateur complice arrivé avant le cours, avait tiré tous les rideaux de l'amphithéâtre. À 14 h 30 précises, le meneur aux commandes du tableau électrique plonge tout l'amphi dans le noir. D'autres complices commencent à allumer leurs briquets, et bientôt tous les participants de l'imiter, donnant le spectacle d'un cours de maths aux flambeaux. Dans l'intervalle, le professeur s'était esquivé à la faveur de l'obscurité, n'étant pas prêt à réapparaître. Et de suite de parler de vote. Allez, on vote ! C'était la grosse expression en 1969, sans doute la nostalgie de cette foire de 1968 où le vote était l'activité essentielle de la journée pour certains.

L'année s'écoula tranquillement laissant beaucoup de temps pour la détente, c'est vous dire que le printemps fut particulièrement riche en ski, tous les dimanches et parfois en semaine. Bientôt ce fut le mois de juin et avec lui l'examen de fin d'année, permettant le passage en deuxième année. Il ne comptait que pour une partie de la note, l'autre étant assurée par le contrôle continu. Résultat : je faisais partie des 120 reçus sur 450. Cela ne devait en rien changer ma décision, mon dossier à l'école de masso-kinésithérapie était accepté, et à la rentrée de septembre je commencerai mes études de kiné.

À noter que depuis 1976, le bac D ne suffit plus, puisqu'il a été institué un concours d'entrée supplémentaire, rendant l'accès à ces écoles très limité.

Je me rendis compte dès la rentrée scolaire que je ne bénéficierais pas des mêmes avantages de liberté qu'en faculté. La première année, était une année particulièrement dure, harassante, avec du bourrage de crâne intensif.

Une année purement théorique où l'on demande aux jeunes étudiants d'absorber une douzaine de livres d'anatomie à savoir sur le bout des lèvres. Pas de cadeau en anatomie ! Comprenez le bien, cette matière constitue la base essentielle pour mener à bien notre métier pratique. De la pratique il n'y en aura pas durant cette première année, ce qui la rendra bien sûr plus dure, plus abstraite, l'étudiant ne faisant pas toujours le lien entre la théorie et la pratique. Il faut se mettre au dessin, apprentissage difficile lorsque l'on n'est pas spécialement doué pour cette matière. Par conséquent, beaucoup de papier déchiré avant d'arriver à bien maîtriser le crayon.

Durant cette première année, la pratique se faisait entre nous pour apprendre les différentes manœuvres de massage. Premiers massages, premiers contacts, premières tentations et premiers instincts à freiner. En effet, avant de pratiquer le massage sur autrui, il faut en avoir perçu toutes les sensations et tous les effets. Tour à tour garçons et filles changions de place, tantôt massés sur la table, tantôt debout à masser.

C'est là que l'on observe les premières réactions, les premières complicités, et aussi les premiers groupuscules se formant par affinités.

Toutes les régions du corps sont passées en revue : le dos d'abord, puis les jambes, certains y trouvent du plaisir ! Lorsque l'on arrive au pied, il y a moins d'amateurs, vous comprendrez que les odeurs sont fréquentes surtout en fin de journée ! Parmi nous personne ne se dispute pour masser un pied, fusse-t-il celui d'une belle copine.

Puis il y eut toutes les autres matières : la rééducation d'abord passive (c'est à dire pratiquée par le praticien et subie par le patient) puis active, c'est le patient qui travaille, les différents cours de pathologies (étude des maladies), pathologie médicale et chirurgicale, toute la physiologie (étude du fonctionnement) des organes, l'orthopédie se rapportant au squelette, les différentes affections et déformations, la cinésiologie (étude du corps en fonction des mouvements réalisés), et bien sûr les matières importantes comme la neurologie, la rhumatologie, les affections respiratoires sans oublier le passage obligé par la dissection des cadavres.

Je me souviens du premier cours au caveau, nous étions une quinzaine d'élèves. Ces cours avaient lieu le matin, aussi nous avions prévu un petit croissant, car tant du point de vue du contact avec cette chair froide, que du dégoût que cela peut inspirer la première fois, il fallait bien un petit en-cas pour nous soutenir. Je revois ce professeur, médecin phtysiologue, qui nous guidait dans la dissection. "Regardez là, disait-t-il, ces poumons noirs, examinez bien tous les lobes".

Après examen nous n'étions pas encore capables de tirer des conclusions, on pouvait seulement imaginer que l'individu avait été un fumeur. L'on remettait alors le tout en place en remplaçant les éléments disséqués par du coton cardé. L'interne qui nous accompagnait s'entraînait en recousant   le cadavre. Le corps était alors remis sur son brancard que l'on glissait dans un petit réfrigérateur dont le mur en était rempli. Au suivant !

On ouvrait un autre réfrigérateur d'où l'on sortait un corps d'homme qui pouvait avoir une soixantaine d'années. C'est celui que nous avions vu quelques jours auparavant dans le pavillon respiratoire. Le médecin professeur nous avait dit à voix basse en faisant sa visite, "Messieurs regardez le bien ! Dans trois ou quatre jours il sera sur la table de dissection". Il ne s'était pas trompé. Tandis que l'un de nos collègues s'employait à faire quelques blagues pour détendre l'atmosphère, nous étions pensifs devant ce corps inerte, froid, que nous allions examiner, regarder, toucher. Je me rappelle particulièrement du début de cette dissection où l'un d'entre nous embrassa le front du défunt tout en lui faisant une tape amicale sur la joue et en s'exclamant : "T'inquiète pas Pépé, ça se passera bien pour toi" !

Très vite le défunt était éventré, laissant fuser des odeurs nauséabondes qui nous prenaient à la gorge. Cette odeur de putréfaction montait à la tête et donnait à certains d'entre nous des vertiges. Nous pouvions voir ruisseler cette lymphe mêlée de filets sanguinolents sur cette table d'examen en pierre, bordée d'une petite rigole pour l'écoulement des liquides. Cela donnait des frissons. Heureusement que certains faisaient des blagues : des internes avaient besoin de plusieurs vertèbres pour préparer une thèse, à l'aide d'un outil ressemblant à un ciseau à bois, ils avaient taillé quatre à cinq vertèbres, et les avaient remplacées avec un bout de manche à balai reliant les parties supérieure et inférieure de la colonne vertébrale. L'histoire raconte que lorsque l'on déplaça le corps, le manche à balai se rompit et passa au travers du dos.

Sur la table d'à côté, c'était plus triste

encore, un nouveau-né d'une quinzaine de jours était autopsié. L'origine du décès était, d'après le professeur, sans doute liée à une malformation cardiaque. L'interne qui disséquait déclarait : "Cela est triste, un si petit bout" et notre vieux professeur à barbiche, l'œil vif de répondre levant les bras au ciel : "Mais non mon vieux, l'essentiel c'est que la famille le croit là-haut", tout ceci en gesticulant alors que l'interne bourrait du coton cardé dans le corps inerte de l'enfant. Mais si tout cela n'était pas très euphorisant, il y avait cependant des cours plus attrayants.

Déjà la première année d'études s'achevait avec l'examen de passage en deuxième année, qui s'annonçait plus passionnante, car plus proche de la pratique. Enfin du concret !

Dès le début de la deuxième année, nous fûmes vite dans le bain. Stage pratique le matin dans différentes disciplines selon une rotation bien établie dans les différents services de l'hôpital, cours théoriques l'après-midi dans toutes les matières médicales. Nous restions deux mois dans chaque stage. Après deux ans, on pouvait donc espérer être passé dans chaque discipline.

Cette année, riche en cours théoriques, me

laissera entrevoir la pratique du kiné hospitalier, complètement différente de celle en cabinet libéral. Les stages donneront hélas souvent l'impression aux stagiaires que le kiné moniteur "n'en fiche pas lourd". En effet dans la plupart des cas il répartit le travail aux stagiaires, partageant ainsi sa tâche, se libérant lui-même de son travail, ce qui lui permet de s'éclipser plus tôt de l'hôpital et de se consacrer à son cabinet en ville. Triste vision pour un jeune stagiaire qui très vite perd ses illusions et se rend compte qu'il est à mauvaise école. Nous reviendrons plus tard sur le travail du kiné hospitalier.

La fin de la deuxième année se voit sanctionnée par un examen de passage qui ne recalera que très peu d'élèves. Il ne restera plus qu'un an d'études, difficile, une année de bachotage pendant laquelle les élèves essaieront de se mettre dans les conditions de l'examen, en préparant des sujets types diplômes d'Etat, sujets à réaliser en 3 heures et pas question de faire d'impasses. Des groupes de travail s'organisent, des questions sont tirées au sort tout comme à l'examen. Tous les sujets peuvent sortir ! Et comme cette troisième année se voit sanctionnée par le diplôme d'Etat, que l'on peut obtenir au maximum après deux sessions, c'est dire qu'il ne faut pas se rater.

Une seule question sur un sujet précis comportant l'anatomie, la pathologie médicale, et la rééducation s'y rapportant. Les mois passeront vite, les week-ends seront courts, une fois de plus il ne sera pas question de profiter de cette belle saison qu'est le printemps. Il faudra s'abrutir, s'accrocher, espérer, enfin faire d'énormes sacrifices.

C'est la veille de l'examen, on révise encore les sujets les plus "hypersortables" comme l'on disait, et l'on essaie de se détendre, de se mettre dans les conditions les plus favorables. La nuit qui précède l'examen, certains prendront quelques tranquillisants testés auparavant, d'autres se coucheront tôt espérant être en pleine forme au réveil. Mais parfois le sommeil est dur à venir, on se tourne puis se retourne dans son lit, 1000 sujets passent par la tête, 1000 angoisses, 1000 inquiétudes, 1000 oublis. "Zut" ! se dit-on, "j'ai oublié de voir cela et si je tombe sur cette vacherie", bref, angoisse nocturne inoubliable qui précède le réveil fatidique, douloureux où on réalise que le grand jour est arrivé.

Mon dieu que l'on aimerait être plus vieux de quelques heures. Il faut s'extirper de la douceur du lit et revenir à cette dure réalité. Le temps est magnifique mais ce matin ne laissera pas le loisir de rêver à de douces images champêtres. Comme un automate, on prend son petit déjeuner, on se débarbouille, puis on s'habille et c'est le départ. On ne peut plus faire marche arrière, c'est parti, tout comme le coureur de ski, qui crispé, tendu, attend l'instant précis de franchir la ligne de départ. Nous sommes embarqués dans ce courant qui nous pousse dans l'amphithéâtre immense, seul avec ses pensées, seul avec ses connaissances, seul avec sa copie.

Les surveillants sont là, qui de leurs pas rythmés font le va-et-vient dans cette salle où l'atmosphère est pesante avant la lecture du sujet. Quelques secondes d'un grand silence et d'émotion au moment où le représentant de la santé déchire l'enveloppe contenant le sujet. Au même moment dans les 38 écoles de kiné de France, il est lu. Pour certains, à cette lecture, l'angoisse est très vite apaisée, et déjà le parcours est tracé, partis tête baissée ils ne la relèveront que dans 3 heures.

Pour d'autres c'est plus vague, plus incertain, le parcours est imprécis, on hésite à faire le sujet. Il faut réfléchir, peser le pour et le

contre, le temps passe et il faut commencer. Certains pleins d'espoir sont sûrs d'eux, d'autres découragés, sûrs de leur échec. Qu'on le veuille ou non, en ces instants terribles, la machine à faire avancer le temps progresse inexorablement. Trop vite pour les bavards, trop lentement pour d'autres, enfin ce sera le rush final avec cette conclusion que l'on ne finit pas d'écrire. La voix du surveillant se fait pressante et menaçante pour ramasser les copies. Ces quelques dernières minutes où il faut prendre le temps de relire, puis ce soulagement de l'épreuve enfin passée. Joie d'en avoir momentanément fini. Joie de reprendre toutes ses forces pour la deuxième étape que l'on espère pouvoir gravir : "l'examen pratique".
Je prends conscience de ce que peut représenter ce bout de papier du jour au lendemain, on peut être admissible ou non.

Les discours vont bon train, des plus malins aux plus modestes tout le monde échange, on verra bien ! Il faut préparer la suite pendant trois semaines de révision. Des groupes d'amis se forment pour préparer les questions sortables. Après ces trois semaines c'est à nouveau l'angoisse des résultats écrits, on nous annonce que c'est pour demain matin. Mais ce matin là, rien d'affiché. Ce sera pour ce soir, compte à rebours éprouvant. Et puis c'est le résultat. Certains n'osent pas aller consulter le tableau d'affichage. Ce sont les copains qui s'en chargent, d'autres essuieront leurs larmes, pensant aux efforts accomplis à renouveler. D'autres encore, comme moi, explosent de joie, sans se soucier du résultat de leurs voisins, mais qu'importe nous sommes dans le lot des élus. Reste à passer l'examen pratique. Tout reste à faire, si l'on échoue il faudra tout recommencer.

La dernière ligne droite arrive, chacun à son tour attend dans tel ou tel service en présence de différents cas pratiques. On demande à son Saint préféré de bien vouloir nous inspirer en de pareilles circonstances. Le sujet est donné, les idées se bousculent, s'organisent, tout prend forme, les mains moites et tremblantes il faut y aller. L'examinateur questionne, scrute, acquiesce, donne des encouragements et semble être plus ou moins complice. Après quelques minutes, l'épreuve est terminée, on n'ose penser ni dans un sens ni dans l'autre, s'interroger : "Ai-je bien fait ? Ne va-t-il pas me tenir rigueur de cette bêtise ?" Et c'est à nouveau l'angoisse jusqu'au résultat du soir.

Enfin admis ! Me voilà diplômé avec le titre de masseur-kinésithérapeute diplômé d'Etat.

C'est la joie, le délire, on veut la faire partager à tout le monde mais ce n'est pas toujours possible. Certains que l'on voudrait heureux ont le visage grave, ils pleurent. Comment ? Durand a échoué ?! Pourtant c'était le meilleur et Dupuis a réussi, un fainéant !

Eh oui, il en existe toujours qui défient les pronostics.

Nous avons enfin l'autorisation de pratiquer, l'autorisation de nous lancer dans la vie professionnelle, passeport lourd de conséquences selon l'orientation que l'on prendra. Il faudra être pleinement responsable de nos actes, des moindres gestes.

C'est là qu'il y a beaucoup à dire sur l'enseignement de la médecine, et qu'il faut se féliciter de l'enseignement de la masso-kinésithérapie tel qu'il est qu'il était conçu, avec tout de suite au cours des études le lien entre la théorie et la pratique. Après trois ans d'études le jeune diplômé est praticien. Certes, comme tout diplômé, il ne s'agit au départ que d'une autorisation de pratiquer et non une réelle aptitude à exercer. L'obtention de ce diplôme correspond déjà à un certain savoir-faire, contrairement aux deux premières années de médecine qui sont au départ plus théoriques. Souvent il faut que l'étudiant en médecine attende la troisième année pour vraiment approcher de près le malade. On pouvait tout de suite repérer le jeune externe avec sa blouse blanche et son stéthoscope autour du cou, déambulant dans les couloirs en quête d'un patient à examiner. Il ne sait, ni ne connaît rien du malade, il lui reste tout à apprendre, l'abord du patient, la palpation, le contact, la pratique.

Bien sûr il connaît tous les signes cliniques, pathologiques, et biologiques, mais il lui reste à faire le lien avec ce qu'il touche et examine.

C'est un autre monde et il lui faudra encore trois à quatre ans pour apprendre à palper, à faire un interrogatoire consciencieux et complet, bref établir un diagnostic. Il faut allier la théorie à la pratique, la biologie moderne à l'expérience réfléchie, bref avoir le flair pour poser le bon diagnostic. Le flair de la piste à suivre, tout comme le fait le policier lors d'une enquête.

La prescription des soins de santé étant réservée aux médecins, ils sont décideurs des traitements. Ainsi, ils ont le droit de manipuler un individu, bien que n'ayant jamais appris à le faire. Il faut reconnaître que pour la manipulation, les kinésithérapeutes sont mieux préparés à manipuler une colonne vertébrale que les médecins. Déontologiquement le kiné n'a pas le droit de manipuler sans prescription et s'il le fait, il est en infraction avec les lois médicales. Ne serait-il pas plus juste que le kiné puisse manipuler alors qu'il a appris et qu'il a l'expérience du toucher, de la palpation ?

CHAPITRE II

Etre praticien, premières armes

Après quelques semaines de vacances bien méritées, il faut déjà penser aux soucis et aux réalités de la vie. Le service militaire d'abord, dès l'automne, période qui me laissera le temps de réfléchir. Il me reste seulement un mois avant de commencer mon service militaire. Que faire ? Un mois de remplacement serait bien pour me faire un petit peu d'argent avant cette période d'un an improductive au salaire moyen mensuel de 50 francs, soit 7,50 €. La France fourmille de villes d'eaux. Les stations thermales nombreuses en Isère et Savoie, semblent être donc une réponse. Elles emploient de nombreux praticiens, souvent saisonniers. Mon choix s'arrêta sur une station savoyarde proche de mon lieu de résidence, station spécialisée dans les traitements des troubles circulatoires et rhumatismaux.

Mes premiers contacts furent pour le moins froids et peu engageants. Ce jour d'été était particulièrement pluvieux, sombre et triste. C'était le troisième jour consécutif de pluie, il tombait des trombes d'eau, le sol en regorgeait n'arrivant pas à éponger le surplus. La route était austère, et les essuie-glaces de la Deuche n'essuyaient rien du tout, je voyais à peine la chaussée. Après 1 h 30 de conduite j'arrivais enfin à la station thermale dominée par un grand hôtel du début du siècle, lequel jouxtait l'établissement thermal. J'avais rendez-vous avec le directeur, qui en l'occurrence était une femme d'une cinquantaine d'années. Après quelques échanges, celle-ci me présenta à son époux qui s'occupait des affaires financières de la maison. La discussion porta sur les horaires de travail particulièrement exigeants : de 4 h 30 du matin à 11 heures et de 15 heures à 17 heures, ceci tous les jours y compris les dimanches matins. Repos donc seulement le dimanche après-midi. A noter que dans la législation du travail ces horaires étaient sûrement illégaux. Puis vint le moment de parler du salaire. Le directeur me proposa royalement 3.500 FRF (540 € environ) par mois nourri et logé pour ce travail de forcené. Chose que j'ignorais et qui se pratiquait couramment, le pourboire était en plus.

J'avais visiblement à faire à un "bandit". Les salaires pour des horaires identiques dans les stations voisines oscillaient entre 7.000 et

8.000 FRF (entre 1100 et 1250 €). Je lui répondis, bien évidemment, qu'à ce prix-là et pour un tel travail, je préférais devancer l'appel du service militaire d'un mois et partir. Je demandais tout de même à visiter les locaux dans lesquels je pourrais travailler. Après cette visite, je réalisais la difficulté du labeur : Cabine de massage minuscule, envahie à 100 % d'humidité, eaux radioactives et chaudes, rythme de travail et de cadence à la chaîne. Bref l'esclavage !

De retour dans le bureau du directeur, je lui faisais savoir mon désaccord, excepté s'il voulait bien doubler la mise. Il refusa, aussi je prenais congé de lui en le remerciant. Arrivé au bout du couloir, il se ravisa, me disant : "Venez, nous allons trouver un arrangement". Je faisais demi-tour et l'entretien reprit : "Ecoutez, je vous assure 7.000 FRF par mois, nourri, logé, auxquels s'ajouterons les pourboires. En revanche je vous verserai la moitié du salaire en espèces". Je réfléchissais en me disant qu'après tout, n'ayant pas de revenus à déclarer pour l'année, étant non imposable, que cela m'était égal. Mais pour plus de sécurité et pour m'assurer qu'il tiendrait ses engagements, je lui demandais de me verser chaque semaine la somme en espèces correspondant au travail fourni.

En effet, il ne m'avait fait signer aucun contrat d'où ma méfiance. C'est ainsi, que tous les huit jours j'allais frapper à sa porte afin qu'il me verse la moitié de mon salaire en liquide. Il tint sa promesse.

Et le dur labeur commença ! Ce fut pour moi la première séparation familiale, puisque j'allais vivre et loger dans cette station thermale pendant un mois. Dès mon arrivée, on me fit prendre connaissance de mon logement. Ce fut tout de suite une grosse déception, pièce que l'on pouvait assimiler à un baraquement ou à une cabane de prisonniers telle qu'on peut l'imaginer. Le lit était d'une largeur de 60 centimètres, modèle comparable à celui des armées. Une pièce minuscule, austère, nue, seulement du bois de mauvaise qualité, rongé par les bêtes, des planchers qui craquent: un tableau loin d'être idyllique.

Ce premier soir, je me couchais tôt, en me disant que demain était le premier jour de ma carrière professionnelle avec lever à 3 h 30 du matin. Le sommeil tarda à venir, sans doute lié à l'angoisse, l'inquiétude de l'inconnu que me réservait cette première matinée. Autant de questions que je me posais. Comment allait se dérouler cette journée ? Serai-je à la hauteur ?

Serai-je capable d'apporter ce qu'il faut aux curistes, serai-je compétent, serai-je assez solide? Bref des questions qui font qu'au lieu de faire le vide, on pense, et le sommeil ne vient pas. Malgré tout, j'essayais de me rassurer, de me calmer et d'adopter une certaine philosophie, qui devait déboucher sur le sommeil mais tardivement puisqu'il était minuit. Dès 1 heure du matin, j'étais réveillé par les cuisiniers qui revenaient de la plonge et logeaient dans la pièce voisine. Les murs frêles n'avaient aucune insonorisation, et je profitais intégralement de leurs conversations lamentables. Ce fut d'abord des gauloiseries de jeunes gens, interrompues par de gros rires, en passant par les gros mots et en terminant par l'inévitable concert de pets.

Ceci faisait que je ne cessais de tourner et de me retourner dans mon lit en espérant trouver le sommeil. Aussi je décidais que, dès le lendemain matin, j'irai voir le directeur et lui demanderai de me loger ailleurs. Il est évident que sans sommeil il n'est pas possible de tenir surtout dans ces conditions où l'effort physique est important. À 3 h 30 mon réveil sonna. J'avais dormi tout au plus 2 heures. Je préparais mon petit déjeuner, eau bouillie sur un camping gaz de fortune avec du lait en poudre, biscuits et biscottes.

À 4 heures précises je faisais connaissance avec la baigneuse qui allait faire équipe avec moi. Charmante étudiante au demeurant, qui faisait une saison en attendant de rentrer à Air France comme hôtesse.

La baigneuse étant, en milieu thermal, celle qui mettait en condition le curiste, le préparait, et l'orientait avant son passage en cabine avec le praticien. Il s'agissait de donner aux curistes peignoirs et serviettes de qualité différentes, selon qu'il se trouvait en première ou deuxième classe. La première classe était semble-t-il réservée à une certaine élite où foisonnaient de nombreux membres de professions libérales ou cadres.

Après ce premier contact avec la baigneuse, il ne me restait plus qu'à enlever ma blouse et entrer en cabine dans une tenue des plus découverte puisque pieds nus et en maillot de bain, obligatoire pour moi, à cause du taux d'hygrométrie de 100% et des massages sous douche que j'allais effectuer.

Le matin de 4 heures à 11 h 15 et l'après midi de 15 heures à 17 heures toutes les 10 minutes les patients allaient se succéder portant à une cinquantaine le nombre de mes massages journaliers (de 7 minutes environ).

Ce travail me paraissait épouvantable, tant par la force physique qu'il nécessitait, que par son bénéfice médical réel.

En effet, je me posais la question suivante : comment un massage de 7 minutes pouvait-il améliorer la circulation sanguine des patients ? Cela me paraissait scandaleux, et relevait à mes yeux de l'escroquerie globale et manifeste, pourtant les jours passant me prouvèrent le contraire. Nous y reviendrons par la suite.

J'étais donc en cabine en maillot de bain, 25 ans, rentrant de vacances, tout bronzé et les curistes se succédaient complètement nus. Je dois dire que pour une première prise de contact, pour de premières armes c'était un sacré baptême. Les femmes comme les hommes, nus, très vite les rapports entre praticiens et patients allaient faire apparaître les difficultés relationnelles, et les qualités morales, de self contrôle pour accomplir ce métier. Le patient entrait en cabine après avoir enlevé son peignoir, s'allongeait sur la table de massage faite d'une toile imperméable tendue sur un cadre. Sitôt allongé, je ramenai ce que l'on appelle la rampe de douche qui n'était autre qu'un tuyau coudé percé de 1000 petits trous permettant une aspersion globale sur tout le corps. Le patient alors arrosé se voyait massé sous la douche, le praticien étant aussi douché sur les mains, les avant-bras et les pieds, l'eau s'évacuant de la table. Etant dans une atmosphère 100 % humide, bien vite, mon torse comme mon visage devenaient moites, trempés par la chaleur, le brouillard, et la vapeur d'eau régnant dans la cabine de 28 à 40 degrés.

Par la petite fenêtre j'apercevais encore la nuit et pensais aux jours de vacances, à des images de bonheur, de verdure, à ces millions de personnes qui dormaient paisiblement alors que d'autres commencent leur dure journée de travail.

Le massage commençait, la personne étant d'abord couchée sur le dos, je lui massais les jambes, puis le ventre, puis le thorax ceci pendant environ 3 minutes 30, et je demandais au curiste de se retourner en position ventrale. Là, je massais les jambes et le dos en entier. Après 7 minutes je stoppais, enlevais la rampe et proposais au patient de descendre de la table que je vidais pour le prochain. J'allais entendre ce bruit de douche, comparable à une chute d'eau, toute la matinée jusqu'à en devenir sourd. Si par malheur je prenais un peu de retard, la baigneuse frappait à la porte de la cabine pour me signaler que nos horaires de rendez-vous allaient se décaler. La porte de la cabine était fermée à clé par un taquet. Cela donnait une plus grande intimité entre le praticien et le curiste, d'autant que le bruit de la douche était tel que de l'extérieur aucune conversation, aucun bruit ne pouvait s'entendre.

À 8 heures du matin, nous avions une interruption de 10 minutes, le temps de manger un peu de pain d'épices, très calorique et de bavarder avec les baigneuses et mon confrère de l'étage. Puis le rythme reprenait, mais j'avoue que malgré la difficulté du travail et l'effort physique intense, la matinée de 4 à 11 heures ne paraissait pas trop longue, du fait du changement perpétuel de curistes.

Cette première matinée s'achevait, et mon premier souci fut de rendre visite au directeur de l'établissement, afin de lui faire savoir que je ne pourrais continuer à travailler si je n'avais pas une chambre correctement insonorisée. Celui-ci comprit tout de suite la situation, ayant grandement besoin de mes services du fait de nombreuses défections de confrères au dernier moment. Il me trouva une chambre de bonne, loin d'être correcte, humide, aux couleurs criardes juste à côté de celle d'un masseur (non kiné et aveugle). Cette chambre était juste au-dessus de l'établissement thermal. J'avais donc le calme, un grand lit confortable et de plus, je n'avais que quelques marches à descendre jusqu'à mon lieu de travail. Après une après-midi avec un meilleur moral, je passais une bonne nuit, avant d'entamer mon deuxième jour. Même rituel, lever à 3 h 30, petit déjeuner et toilette rapide pour être à 4 heures en slip de bain dans la cabine de massage. Je faisais connaissance des premiers curistes qui se succédaient, peu bavards parce qu'encore tout endormi.

À 12 heures je rejoignais l'hôtel de petite catégorie situé juste à côté de la station, où l'on m'accueillait dans les cuisines pour mon repas qui était compris dans mes rémunérations. Je mangeais là, seul, en pensant à ceux qui m'étaient chers. Je pensais aussi à ce que pourrait être mon service militaire d'ici un mois.

Huit jours plus tard suite à des brûlures d'estomac épouvantables, je fis mon enquête. Je compris que l'on me servait les restes des repas servis 2 jours auparavant. Je décidais de ne plus rester dans l'hôtel du directeur, et de trouver un autre hôtel où j'irais déjeuner, cette fois-ci comme pensionnaire. À ma grande satisfaction, en deux jours les brûlures disparurent. De plus le cadre de cet hôtel était sympathique, avec des possibilités de balades proches telles que la promenade bucolique de Doucy et ses cascades. Dès mon déjeuner terminé, je rentrais dans ma chambre où je m'allongeais pour une petite sieste jusqu'à 15 heures, heure à laquelle je reprenais mon service. Très vite je pris le rythme, mais au matin du 13ème jour je dus m'arrêter, chute de tension, trou noir, juste le temps de sortir de cabine, et d'aller m'allonger. Le médecin phlébologue vint rapidement, constata ma baisse de tension, me donna quelques gouttes de tonicardiaque, et conclut que c'était normal, que de nombreux kinés à partir du neuvième jour donnaient des signes de faiblesse, traduisant une grande fatigue. Par ailleurs certains de mes collègues avaient les pieds rongés par l'eau radioactive, rapidement à vif, tant et si bien qu'ils devaient s'arrêter. Pour ma part grâce aux tongs, j'avais évité ce problème.

Les jours passèrent et les langues des curistes se déliaient de plus en plus. Ils devenaient plus familiers, commençaient à bien me connaître et vice versa. Déjà ils me réservaient comme praticien pour l'année suivante. C'était pour moi très flatteur de voir combien ils tenaient à être traités par mes soins mais je n'avais aucunement envie de revenir dans cette galère, comparable au bagne, d'autant que l'année suivante j'accomplirai mes obligations militaires en tant que chasseur alpin.

Parmi ces curistes, je voyais toutes sortes de gens, des petits, des gros, des grands, des maigres, des fêtards, des noceurs, des complexés. Je me souviens de cette pauvre femme de plus de 100 kilos pour laquelle exposer sa nudité à un jeune homme comme moi était difficile.

Couchée sur le dos, ses flancs et ses bourrelets graisseux recouvraient les rebords de la toile tendue. Très vite, j'appris qu'elle n'avait pas toujours été comme cela. Après avoir eu six enfants, avoir été déportée et maltraitée en camp de concentration nazi, elle en était revenue ne pesant que 35 kilos. Dans les années qui suivirent elle se mit à grossir jusqu'à en devenir obèse. Je lui expliquais la nocivité de ces kilos en trop. Un grand constructeur automobile du nom d'Emile Mathis disait : "Le poids c'est l'ennemi". C'est non seulement vrai pour l'automobile, mais également pour l'homme. Pour s'en persuader il suffit de regarder l'évolution des carrosseries et des matériaux de l'automobile qui deviennent de plus en plus légers (aluminium, plastiques, polyester), meilleur coefficient de pénétration dans l'air, pour une consommation diminuée. Il en est de même pour l'évolution de la morphologie de l'être humain, de Michel-Ange à nos jours le corps s'est affiné, allégé, au profit de l'augmentation de la longévité. Si au temps de Michel-Ange, avoir des rondeurs était de bon ton, à la mode, (les peintures sont là pour en attester), de nos jours une silhouette fine fait partie des canons de la beauté, peut-être parfois à l'excès. Il n'est qu'à regarder les magazines, la mode, les boutiques de prêt-à-porter qui font tout pour les femmes jeunes et minces.

Cette brave patiente me demandait comment faire pour maigrir. Elle pensait peut-être retrouver la ligne rapidement grâce à la cure thermale. Néanmoins, je l'encourageais à faire une cure de pamplemousse et de citron parallèlement à celle ci, ces agrumes étant bien connus pour leurs vertus dépuratives et diurétiques. Effectivement ils font éliminer les toxines accumulées dans le corps, ils sont antioxydants, et riches en vitamine C. Cependant, tout ce qui touche à l'obésité est très complexe de par les nombreux facteurs qui la constituent. Toujours est-il que cette patiente fit sa cure d'agrumes consciencieusement et avant les 21 jours, elle avait perdu cinq kilos en ne changeant rien à ses repas pris à l'hôtel.

Tellement ravie de son résultat, encouragée et de nouveau pleine de confiance, prête à affronter la vie sous un autre angle, à la fin de sa cure elle me laissa un pourboire de 50 francs, ce qui, additionné aux autres pourboires était fort appréciable. Chaque curiste qui se succédait sur la table, malgré un entretien réduit était intéressant à sa manière. Les conversations entamées la veille se poursuivaient le lendemain.

Je me souviens de ce PDG d'entreprise, pour lequel la cure n'était qu'une excuse, afin de fuir son foyer et sa femme avec laquelle visiblement il ne s'entendait plus. Ce séjour lui permettait de retrouver une jeune femme, résidant au Grand Hôtel et savourer des joies intimes. En somme une cure de tralala remboursée par la Sécurité Sociale ! Je me rappelle de matins où il arrivait presque honteux, me disant " j'espère que je n'ai pas trop de poches sous les yeux, j'ai passé une nuit épuisante". Alors je lui demandais ce que faisait sa femme pendant ce temps là.

Il m'avouait qu'il lui avait conseillé de rester chez elle, les vapeurs d'eaux pouvant lui être nocives. Il pensait cependant qu'elle aurait eu plus besoin de cure que lui, mais il ne pouvait renoncer à ces 21 jours loin de la grisaille du nord et qui étaient son soleil, sa liberté de s'amuser, de se détendre et d'oublier ses tracas professionnels.

Pour la cure hygiénique ce n'était pas évident : l'usine d'une commune voisine polluait à merveille en rejetant toutes les fumées nocives dans la nature en fabriquant en effet du carbone pour diverses utilisations (appareillages électriques, dynamos d'automobile etc...). Selon les vents cette pollution allait soit d'un côté ou de l'autre versant de la station. Cette usine avait cependant le nécessaire pour ne pas polluer, puisque équipée de dépoussiéreurs. Mais hélas le coût d'utilisation de ces machines étant important, les dirigeants avaient choisi de rejeter dans la nature cette pollution avec tous ses inconvénients sur les curistes et les populations environnantes. Beaucoup d'habitants mouraient de cancer des bronches et poumons. La végétation était elle aussi touchée, à tel point que lorsqu'un arbre d'une localité voisine mourait, un expert était mandaté à la demande de l'habitant en vue d'une indemnisation. Il en était de même pour les animaux, les vaches qui dépérissaient, etc...

Le directeur de la station thermale percevait des indemnités de l'usine de carbone pour cette pollution et fermait les yeux sur cette situation, étant le premier intéressé pour le fonctionnement de son établissement. À cette époque, pendant l'hiver (période creuse, peu de curistes) je me souviens des passages des ministres du tourisme et de la finance se rendant dans cette vallée de Savoie pour visiter les stations thermales. Les jours de leur venue respective, le ciel était évidemment d'un bleu azur sans pollution, les dépoussiéreurs de l'usine ayant été mis en action.

Pauvres curistes, pourtant si nombreux à venir se ressourcer tout comme ces agriculteurs des villages pollués alentours (Grand Cœur et Petit Cœur). Souvent, en guise de remerciements en fin de traitement, ils me gratifiaient de pots de confitures, confectionnés avec les fruits de leur jardin. Malheureusement je n'ai jamais osé les consommer après ce qu'ils m'avaient conté.

Lors de nos entretiens, chaque curiste, de par la région dont il était originaire était pour moi singulier. Certains me faisaient visiter un coin de France, d'autres me parlaient de leurs vacances, c'était pour moi chaque fois, une évasion.

D'autres, il faut le reconnaître avaient un comportement particulier.

Je pense à cette femme d'officier supérieur, brune, d'une quarantaine d'années, bien faite de sa personne, qui au moment du massage se laissait aller à des positions érotiques, tout en essayant d'attirer mes mains dans ses zones les plus intimes. Pour elle également, la cure était avant tout vécue comme 21 jours de vacances, de changement, où le tralala allait bon train, sans parler de ses soirées dansantes à l'hôtel, finissant quelque peu éméchée.

Ou encore ce monsieur, très complexé dans sa nudité, qui sans cesse d'une main basculait sa verge à droite ou à gauche, selon où je me situais pour le masser.

Un autre patient de 40 ans, pour lequel le seul effleurage des cuisses entraînait une érection immédiate et prolongée pendant toute la durée du soin.

Le métier n'était pas sans risque, d'autant que dans les coulisses, il se répétait qu'un de mes précédant confrères, originaire de Martinique, avait une manière bien particulière de masser les femmes, en effet très fréquemment, pendant les soins, il leur faisait l'amour. Certes tout s'y prêtait, sa jeunesse, sa virilité, sa beauté, son tempérament, le cadre, une cabine fermée à clef de l'intérieur, une douce chaleur humide, des bruits permanents de douche pouvant couvrir toute autre sonorité. Un mois avait suffit avant qu'une curiste moins complaisante que les autres ait porté plainte. Son renvoi fût immédiat.

Il faut donc bien comprendre que ce métier nécessite un profond sens moral, un respect de son patient, savoir se tenir à sa place et ne pas se laisser aller à la tentation.

Tous les 21 jours, les curistes se renouvelaient. À cette occasion, à la dernière séance avant leur départ, ils remettaient un pourboire à la baigneuse en sortant de la cabine, pourboire qu'elle partageait avec le praticien. Je fus stupéfait de cette pratique parce que je l'ignorais, stupéfait de voir la relative générosité de certains pour le praticien et la baigneuse.

En partant, ils nous donnaient donc une enveloppe. Il m'est arrivé d'avoir plus de 1 000 FRF (150 €) dans la journée, et m'apprêtant à partir au service militaire, c'était merveilleux !

Un jour, alors que je bavardais à la pause avec mon confrère de l'étage, nous échangions des banalités, et machinalement je lui dis : "Dis donc ! Ça marche aujourd'hui les pourboires" et celui -ci de me répondre : "Comme d'habitude, tu as fait combien ce matin?" Je lui répondais : "300 FRF pour la matinée" – "Bigre", me dit-il, "j'ai fait le triple". Cela me semblait étonnant, car statistiquement je ne voyais pas pourquoi il aurait reçu trois fois plus que moi. Nous en conclûmes rapidement que ma baigneuse me volait une bonne part des pourboires, en effet celle-ci avait changé, l'étudiante précédente ayant fini sa période. Il m'incita à lui tendre un piège.

- "Mets toi d'accord avec un curiste complaisant qui veut bien exécuter le piège. Tu mets 20 FRF dans l'enveloppe à remettre au curiste, qui entrant dans la cabine la remet à la baigneuse, en précisant que la moitié est pour le kiné". Je remerciais le patient d'être complice du piège. Au moment de la pause, la baigneuse m'interpella en disant : "Pas généreux aujourd'hui les curistes ! Marc, Monsieur Durand t'a laissé seulement 5 FRF de pourboire".

La voleuse était démasquée, mais ne voulut pas reconnaître son forfait. Je comprenais maintenant, pourquoi la direction déclinait toute responsabilité pour le vol d'objets de valeurs. Elle recommandait aux curistes de poser leurs bijoux, car l'eau aurait pu les détériorer. Ainsi, disparurent de nombreuses bagues et bijoux. Suite à cette mésaventure, un entretien sérieux s'imposait avec ma baigneuse en fin de matinée. Je lui expliquais le piège que je lui avais tendu et la sommais de me restituer l'argent volé, faute de quoi, j'allais me plaindre à la direction. Sans discuter, celle-ci me rendit 1 000 FRF, et désormais, je vérifiais le montant des enveloppes.

Les jours passèrent, et progressivement mon expérience progressait dans cet établissement thermal. Des centaines de dos massés, palpés, m'avaient fait découvrir des points douloureux, deviner que tel morpho-type avait mal à l'estomac, qu'un autre était nerveux, angoissé, bref un galop d'essai, qui pour si dur et si éprouvant fut-il, n'en était pas moins formateur.

Les derniers temps je comptais les jours qu'il me restait à faire comme le ferait le bidasse avant la quille. Enfin ce jour arriva, et c'est tout à la joie qu'après ce bagne, je retrouvais ma famille pour quelques jours de détente avant d'entamer mon service militaire.

CHAPITRE III

Le kinésithérapeute et l'armée

Avec mon épouse nous avions déjà organisé notre petite vie, et j'allais devoir me soustraire à cette cellule pour pénétrer dans ce monde, inconnu des femmes, la caserne. Ce ne fut pas de gaieté de cœur que le jour de mon incorporation je la quittais devant les grilles du sixième bataillon de chasseurs alpins, aussi imposantes que l'idée que je me faisais de la tâche qui m'attendait. D'emblée, on réalisait que l'on n'allait pas rigoler.

L'expérience montra avec le recul, que c'était bien une armée d'insouciance et de vraie détente que ce service militaire. L'armée, avide de nombreuses statistiques, notait que la majorité des bidasses prenait en moyenne quatre à cinq kilos au cours de leur service et par conséquent cela laissait entendre qu'ils étaient bien nourris et heureux de vivre. En fait, elle ne disait pas que très souvent, en proie à l'inaction, le bidasse compensait ses manques, en se jetant sur la nourriture qui abondait dans leurs placards personnels. Qui n'a pas connu le "calandos" ou le "kil de rouge", ou le bon saucisson. Toutes les pauses étaient prétexte à grignoter.

L'armée ne disait pas non plus que l'on commençait à empoisonner les poumons des militaires à 18 ans avec ces cigarettes au rabais et à les intoxiquer avec la bière.

Il fallut vite rentrer dans le rang, et se déguiser en petit soldat jouant à la guéguerre. Heureusement pour moi, les brimades ne devaient pas durer longtemps, seulement le temps des classes. Suffisamment cependant pour que même avec des sentiments patriotiques, on fasse de vous rapidement un antimilitariste convaincu. En effet, l'armée semblait souffrir de son encadrement de base : des sous-officiers incompétents et non motivés, des officiers supérieurs et hauts gradés, trop souvent bureaucrates et pas assez sur le terrain, n'ayant qu'une vision idéaliste et rêveuse de leur armée.

Le nerf de toutes les armées, et de toutes les professions, c'est la motivation. Aussi faire encadrer les jeunes français par de jeunes sous-officiers non motivés, c'est former des militaires de pacotille. L'esprit militaire ne s'est pas perpétré et n'a que trop changé.

Je me rappelle des tirs de nuit où le bidasse au lieu de tirer sur les cibles s'amusait à faire des cartons sur la falaise pour voir les impacts. Les camions tournaient durant des heures pendant lesquelles on ramassait les douilles de balles qui devaient être conservées.

Les têtes étaient sûrement efficaces, mais les recrues répondaient mal au commandement.

Je me souviens encore de ce jeune sergent, qui lors d'une garde se plaignait de sa condition matérielle. Il m'avoua ne gagner que 2 000 FRF (3 000€) par mois (nous étions alors en 1973, à cette époque le "SMIC" était aux environs de 1 200 FRF), il trouvait cela très insuffisant. Pour ma part, cela me paraissait déjà très honorable, compte tenu des avantages en nature dont il bénéficiait et du peu de travail réellement fourni. Automate gardant des murs sans valeurs, sportif payé pour son plaisir, éducateur qui n'éduquait pas, bref pour lui et ses collègues, l'armée était une roue de secours qui lui permettait de gagner sa vie honorablement, sans les inconvénients d'un travail en usine. "Après tout, s'il y a des cons pour aller en usine c'est leur affaire !" me disait-il.

À ce propos, notons que les avantages en nature pour les engagés sont intéressants : depuis les logements de fonction, en passant par le marché en gros au magasin du quartier, jusqu'aux soins médicaux dispensés par le personnel médical de la caserne. Sans oublier les réfections d'appartements, les réparations automobiles pratiquées par les mécaniciens de la caserne à qui exceptionnellement on daignait donner un bakchich qui n'avait que la valeur d'une aumône.

Qui n'a pas ressenti cet esprit absurde de certains gradés, qui voulaient mater la personnalité des jeunes, avec des marches forcées pendant des heures, des sections entières devant monter et descendre les escaliers de la caserne quatre à quatre, en somme un niveau de brimades qui ne démontrait rien et relevait plutôt de l'absurdité.

Le matériel, inutile d'en parler, car toujours le même depuis 1950 : des fusils qui s'enrayaient, des modèles dépassés.

Une seringue jetable coûtait le prix d'une balle. Par conséquent les balles étaient jetées mais pas les seringues en verre de 10 cm3 que nous utilisions, tant et si bien, que lors des vaccinations d'incorporation, la seringue remplie du vaccin servait pour 10 individus. Tous les cm3, on changeait l'aiguille stérilisée, mais non la seringue. Ce qui aujourd'hui, paraîtrait impensable.

Les classes terminées, ayant la chance d'avoir une profession paramédicale, je fus muté au service de santé en tant que kiné infirmier me permettant de monter en grade. N'ayant pas de compétence particulière d'infirmier je devais faire un stage à Nantes. Il s'avérait cependant qu'une circulaire récente précisait que tout kiné diplômé s'en voyait dispensé, obtenant d'office le diplôme d'infirmier.

La chance voulut qu'au sein de notre équipe, un infirmier civil effectuant son service militaire, nous forma aux piqûres et aux prélèvements sanguins. Parmi ceux qui étaient affectés à l'infirmerie en tant qu'infirmier, il y avait toutes sortes de recrues : dessinateur pour l'un, éducateur pour l'autre, comptable, etc... Ceci étant loin d'une légende. Par exemple, le vaguemestre de la caserne était un jeune inspecteur des douanes, le magasinier lui, était comptable dans le civil. Enfin, un jeune inspecteur du Trésor se retrouvait barman au foyer, pour tenir la caisse. En fait, il tenait le

"Trésor" !

Après notre formation rapide, je pris mes fonctions d'infirmier kiné où mes débuts à l'infirmerie du bataillon furent difficiles. J'avais pourtant la chance d'être dans une équipe de jeunes sympathiques que j'appréciais particulièrement. Cependant, le médecin capitaine de l'infirmerie, commandant en second du bataillon montrait une certaine agressivité à mon égard. Durant un bon mois, je fus son souffre-douleur. Jusqu'au jour où lors d'une balade en Chartreuse, responsable infirmier d'une section, je dus secourir un chasseur, (lequel était frère d'un chirurgien nous ayant enseigné la pathologie chirurgicale à l'école de kinésithérapie de Grenoble.)

Ce chasseur, expert-comptable dans le civil, lors de la descente, s'était accroché à un pic pour se freiner. Il s'en suivit une luxation de l'épaule, très douloureuse, avec une impotence fonctionnelle. Ce n'était pas la première fois que cela lui arrivait, et dans ce cas-là on parle de luxation récidivante. Il souffrait terriblement et l'idée de le redescendre dans une ambulance sans confort (parce qu'une vieille camionnette Renault aux suspensions terriblement dures), même avec un bandage, cela me paraissait impossible. Aussi je décidais de tenter la réduction "à chaud".

Théoriquement, il nous est interdit de pratiquer cet acte médical. Je proposais à notre chasseur s'il était d'accord d'essayer de réduire sa luxation. Devant sa forte douleur, il n'hésita pas longtemps. Je l'allongeais donc sur le côté opposé à l'épaule blessée, et en douceur, lentement, je procédais à la remise en place de son articulation. Je tirais délicatement dans l'axe son membre supérieur, avec mon talon dans le creux de son aisselle, jusqu'au moment où le "clac" retentissant, laissa penser que l'articulation était réduite.

Le jeune chasseur fut immédiatement soulagé, et les infirmiers et sous officiers qui m'entouraient, étaient aussi étonnés que moi de voir le résultat, avec une reprise fonctionnelle normale. Le rapport fut fait auprès du médecin capitaine par les sous-officiers, et à compter de ce jour, sans que je n'eus rien dit, celui-ci se radoucit et me donna beaucoup plus de responsabilités, finissant même par m'accorder son estime. Mon avenir militaire dans la santé s'annonçait meilleur, grâce à une complicité naissante avec le médecin-capitaine. Avec le temps et les responsabilités, je commençais à acquérir une certaine dextérité dans les piqûres. Certains jours d'incorporation lors des vaccinations, il nous arrivait d'en faire près d'une centaine dans la matinée. Celles-ci se déroulaient à la chaîne.

Je n'oublierai pas les blagues faites à ces pauvres recrues de 18 ans tout juste sorties de l'adolescence, aux corps encore frêles. Il régnait dans l'infirmerie une odeur d'éther que l'on utilisait en tant que désinfectant obligatoire et anesthésiant avant de pratiquer la piqûre. Cette odeur n'était pas sans aider les jeunes sensibles et émotifs. Je revois ce jeune qui avait une sainte horreur des piqûres et même une appréhension physique. Nous avions beau faire vite, les instruments étant fin prêts, sitôt piqué, ce jeune prenait la pâleur du moribond, et nous devions l'allonger au plus vite dans le couloir, en dehors de la pièce de soin. Certains, suite aux vaccinations présentaient des réactions particulièrement importantes notamment après le DTTAB et la variole. De nombreux chasseurs présentaient des certificats, le plus souvent de complaisance, pour échapper à ces vaccinations. La visite médicale de la jeune recrue était complète, depuis les yeux, les poumons, les urines en passant par la tension et l'examen des organes. Rien n'y échappait.

A ce propos pour meubler notre temps libre, nous réalisions une fausse enquête auprès des appelés lors de leur passage à l'infirmerie. Nous avions créé un questionnaire statistique pour ceux qui voulaient bien répondre. Ils adoraient que l'on s'intéresse à eux, qu'on leur pose des questions en vue d'un "sondage pour l'armée". Ce sondage commençait par des questions anodines ayant trait à la vie quotidienne de chacun. Notre but était d'étudier le comportement d'un jeune de 18 ans. Puis les questions intimes tombaient : à quel âge ta sœur a eu ses premières règles ? Quelle est la longueur de ton pénis au repos ? En activité ? Etc... Autant de questions idiotes qui permettaient de voir les différents types de caractères, les jeunes décidés, hésitants,... ceci avec la complicité de notre médecin capitaine, c'est dire le niveau !

Dans le même style de blagues potaches, quelques mois plus tard nous attendions la venue d'un jeune médecin aspirant. Celui -ci était loin d'être simple, très sûr de lui, un peu présomptueux, et avec toujours la complicité du médecin-chef, nous décidions de faire son bizutage à notre manière lors d'une visite d'incorporation.

Le médecin aspirant ayant été libéré, l'équipe recevait le nouveau. Chaque infirmier était à son poste, l'un à l'examen des yeux, l'autre aux analyses d'urine, le troisième à la prise de tension etc... Un petit coin de l'infirmerie était réservé au médecin que l'on chargeait, (pour le bizutage), de l'examen des organes génitaux des chasseurs alpins.

Il ne se doutait pas un seul instant du piège que nous lui avions tendu et examina en toute conscience l'anatomie des jeunes. A noter que cet examen aurait pu être pratiqué normalement, pour vérifier si les testicules étaient bien en place.

Et l'aspirant de commencer sur un ton autoritaire avec ces mots : "Baisse ton slip, décalotte" ! Il put malheureusement noter l'ignorance du bidasse moyen qui ne connaissait pas le terme "décalotter". En effet, certains étaient complètement désappointés, ne réagissant pas au commandement, tout simplement ignorant la signification du mot.

Finalement, nous, les infirmiers avec nos plaisanteries que l'on pourrait qualifier de "salle de garde" n'étions pas mécontents, l'aspirant avait mordu à l'hameçon. Quand tout à coup, après seulement une vingtaine de jeunes examinés, l'aspirant tomba sur une recrue complètement complexée par son anatomie. Sa verge était minuscule et au lieu de présenter son orifice à la partie terminale et médiane, celui -ci était sous la verge. Découverte dont il fut très fier. Notre plaisanterie avait eu le mérite de mettre au jour une malformation et d'en apprendre un peu plus.

Toujours dans le domaine des plaisanteries en-dessous de la ceinture, lors d'une visite médicale d'incorporation, nous avions décidé de poser des questions bien précises pour examiner le comportement du jeune militaire face à une situation donnée. La question formulée en affirmation était : "Montre moi tes lunules" ! Le tutoiement à l'armée est chose courante, passant pour les engagés comme un langage viril, ou peut-être, pour donner l'illusion d'appartenir à ce qu'ils croient être une grande famille. À cette demande, nous obtenions trois types de réponses.

Tout d'abord, il y a celui qui savait ce qu'étaient les lunules, et nous les montraient. Notre plaisanterie tombait ainsi à l'eau.

Puis, il y avait le prudent, méfiant,

intelligent, qui ne sachant pas ce que c'était, demandait : "J'ignore ce que sont les lunules". Enfin, le dernier, que je qualifierais de rouleur de mécaniques, macho, se croyant très intelligent, ou parfois timide, baissait son pantalon et son slip pour nous laisser découvrir son anatomie.

En fait, pour la petite histoire, sachez que la lunule est chez l'homme, cette tache blanche en forme de croissant située à la base de l'ongle.

Le simple kiné que j'étais se sentait cependant quelqu'un dans la hiérarchie du 6ème bataillon de chasseurs alpins. J'étais flatté, au même titre que mon confrère et mon ami infirmier, lorsqu'on nous sollicitait nominativement pour nos compétences, tant vis-à-vis d'un gradé que d'un homme de troupe. Ce fut le cas lorsque je dus rééduquer le commandant en second du bataillon pour une fracture de l'humérus. Rééducation longue, pénible et douloureuse selon le type de fracture.

Lors de la rééducation de ce commandant, je réalisais combien, à l'armée, chacun reportait ses responsabilités plus haut et ainsi évitait de prendre des initiatives sans l'ordre d'un supérieur, par crainte d'être sermonné ? Un exemple illustrant ceci est la désinvolture de ce commandant responsable du matériel, qui me demanda de lui signer un certificat attestant qu'il ne pouvait porter sa veste d'uniforme, à cause de sa fracture le contraignant à avoir le bras en écharpe. Ce certificat n'avait pas d'autre intérêt que d'être en règle, de servir de réponse au cas où il rencontrerait son seul supérieur hiérarchique, le chef de corps. Il semblait peu vraisemblable, qu'un homme d'une cinquantaine d'années, officier supérieur d'un bataillon soit bloqué à un tel point dans ses initiatives. Certains de ses hommes donnaient l'image d'enfants, dépendants totalement de l'avis de leur mère autoritaire, privés ainsi de toute liberté d'initiative.

Ne parlons pas du comportement de certains officiers, irresponsables. Ce jour-là, plusieurs compagnies étaient rassemblées pour une balade en montagne dans un cirque de Chartreuse sous la direction d'un lieutenant de compagnie. Après l'appel rituel, les camions se mirent en route, laissant échapper au gré des villages traversés des chansons de bidasses accompagnées d'un harmonica. La balade fut dure quant au rythme infligé aux jeunes. Le temps n'était guère favorable en ce mois de février, pluvieux et froid... Le retour s'effectua l'après-midi vers 17 heures, et chacun rentra fourbu au bataillon, mais heureux de cette fatigue physique, saine à tous égards. Le lendemain matin, lors de l'appel, un homme était porté manquant. Un hasard malheureux faisait que la veille au soir il devait changer de chambre. Ses voisins habituels ne le voyant pas, imaginaient qu'il était déjà dans l'autre chambre. Il n'y avait donc pas de doute, après une rapide enquête faite par les responsables du bataillon de la sortie de la veille, il s'avérait que le dit chasseur avait dû être oublié dans ce cirque de Chartreuse, ou il avait dû lui arriver quelque chose. L'alerte fut donnée et le plan de secours en montagne déclenché, gendarmerie associée aux hélicoptères, sans oublier les chiens de montagne. Tous les hommes de troupe durent refaire le parcours une première fois revenant bredouilles. Toutes les recherches demeurant vaines, il était impossible de ne pas avoir trouvé le jeune chasseur. Après un casse-croûte rapide tous les hommes durent faire une deuxième fois l'itinéraire. L'antenne médicale dont je faisais partie était là, avec son ambulance, son chauffeur, son médecin et ses infirmiers.

Vers 17 heures, une estafette nous annonce que le jeune chasseur, blessé, a été retrouvé en mauvais état. Il s'agissait d'un jeune parisien, un peu frêle, qui plus est, soutien de famille. Jusque là il s'était arrangé pour échapper aux sorties en montagne, sous prétexte de corvées à effectuer à la caserne. Son tempérament craintif en faisait un être faible, désarmé face à l'adversité. La malchance voulut qu'au détour d'un sentier, alors qu'il était lanterne rouge, il glissa et fit une chute de plusieurs mètres dans un précipice où le grondement de la cascade couvrit sans doute ses appels.

Il passa ainsi près de 24 heures dont une nuit complète par cinq ou six degrés, sans son sac à dos, ce dernier ayant été projeté dans le ravin. Après l'avoir remonté, nous l'examinions dans l'ambulance. Il était blême, en état de choc, présentant au total 14 fractures dont une fracture ouverte du tibia. Malgré son état, l'imbécile de lieutenant responsable de la sortie, lui ordonna de se mettre debout, l'invectivant et le traitant de "poule mouillée". Il est sûr que ce lieutenant avait peur des retombées sur ses galons et sa responsabilité. En effet, lors du retour de cette sortie, l'appel des chasseurs n'avait pas été fait et à partir du moment où le chasseur était entre nos mains, le lieutenant n'en était plus responsable.

À l'arrivée au centre hospitalier régional militaire nous l'avons gardé jusqu'à sa prise en charge par le personnel hospitalier et alors qu'il était encore sur le brancard, en train de déraisonner, le lieutenant vint pour lui faire signer une décharge. Nous l'avons aussitôt écarté car il n'avait plus rien à faire ici. Nous pensions qu'après de bons soins chirurgicaux à l'hôpital militaire et une longue période de convalescence, ce jeune chasseur devrait s'en remettre. Par la suite, nous avons appris qu'il avait suivi une longue rééducation, ce qui l'amena à quitter l'armée bien après la date de libération prévue.

Je n'oublierai pas non plus une descente en camion de la station de Chamrousse. Les coups de freins trop répétitifs du chauffeur entraînant une surchauffe des mâchoires de frein, dans le dernier tiers de la pente, le camion prit une vitesse excessive. Pendant ce temps là, un de nos chasseurs continuait à jouer de l'harmonica, inconscient du danger, peut-être comme nous. Heureusement sur conseil du sergent qui l'accompagnait, le chauffeur fila tout droit au lieu de prendre le virage à gauche, limitant ainsi les dégâts, immobilisant le camion fou.

Des exemples de la sorte, tout ancien appelé peut en donner. Mais ce qui n'est pas pardonnable, c'est la négligence des officiers supérieurs dont le choix et la vocation ont été de faire carrière dans l'armée. Par exemple, ce lieutenant responsable du tir, qui pour tester un fusil Mas 49, avait pris pour point de repère une cible, en laissant deux balles dans le chargeur. Le chasseur reprenant son arme, faisant confiance au lieutenant, ne vérifia pas si le chargeur de celle-ci était vide conformément aux consignes de sécurité. Bien entendu, il ramassa son arme, et au lieu de la porter comme il aurait dû le faire, il la tint d'une manière désinvolte. Son index effleura la détente, le coup partit, et heureusement vint percuter le sol à deux centimètres de son pied. La balle s'enfonça à 20 centimètres de profondeur dans le sol gelé laissant un cratère de 2 centimètres de diamètre. Le lieutenant s'en amusa. Il aurait mérité les arrêts de rigueur car on ne peut tolérer une telle désinvolture dans un service d'encadrement militaire.

Lors de toutes les sorties du bataillon, je devais être présent sur le terrain avec la trousse de secours de l'infirmerie, prêt à intervenir au cas où un chasseur serait blessé. Je revois cette journée dans le Vercors par moins 22 degrés, aux côtés d'un capitaine ancien légionnaire, surveillant un entraînement de tirs pour ce que l'on nomme des tireurs d'élite. Ils étaient à plat ventre dans la neige pendant que je battais la semelle dans mes chaussures gelées. Imaginons un seul instant un blessé par balle, j'aurais pu tout au plus lui donner ma bénédiction, mais j'étais là, selon les normes de sécurité et le sort m'avait désigné parmi les infirmiers pour cette journée superbe et un peu froide.

L'année se déroula tant bien que mal, et chaque fois qu'il nous était possible de rendre service à un appelé, nous faisions tout pour lui. Certains d'entre eux, père de famille de deux ou trois enfants, dans des situations inextricables, nous exposaient leurs problèmes. Alors, nous les adressions au médecin militaire, le lieutenant d'active avec suspicion d'entorse du ligament latéral interne de la cheville et une fois sur deux, l'appelé revenait plâtré, avec une convalescence de 21 jours chez lui. Cela lui permettait de rejoindre sa famille.

Évidemment, arrivé chez lui, il retirait son plâtre pour retrouver sa liberté de mouvements.

Je n'oublie pas celui qui devint un ami cher, et qui, j'en suis sûr, aujourd'hui pense encore à nous. Ce garçon avait des difficultés de coordination motrice évidente. Lors des entraînements au maniement d'arme, comme à "droite, droite, à gauche, gauche, etc...", involontairement, il réalisait l'opposé des commandements dans la cour du bataillon, obligeant toute sa section à reprendre l'entraînement jusqu'à exécuter parfaitement le synchronisme demandé. Plus l'adjudant le haranguait, et plus il se trompait, se faisant détester de ses collègues.

Lors d'un passage dans la cour du bataillon, je décidai d'en faire le rapport auprès de notre médecin-capitaine, qui après observation du phénomène dans la cour, le fit sortir des rangs, pour que nous puissions le prendre sous notre coupe au sein de l'infirmerie. Il finit ainsi tranquillement et heureusement son service militaire en tant qu'ordonnance à nos côtés.

Depuis, il m'envoie ses vœux pour la nouvelle année avec moult remerciements et toute sa gratitude pour l'avoir libéré des griffes de cet adjudant imbécile.

Les derniers mois passèrent non sans soucis, l'installation en libéral du cabinet se profilant à l'horizon, pari pour l'avenir.

CHAPITRE IV

L'installation du cabinet, l'exercice libéral

C'était un pari de s'installer en plein centre-ville en 1974 alors que Chambéry semblait avoir le nombre de praticiens suffisants. Dans tout métier il faut environ quatre à cinq ans minimum pour créer une clientèle durable. Une fois l'installation matérielle réalisée, il fallait rembourser les crédits bancaires sur un délai de cinq ans avec des mensualités de 1500 FRF pour la première année, puis de 3000 FRF la deuxième année. J'étais fin prêt dans ces locaux que je louais, certes exigus, mais lumineux et bien réaménagés. Le premier coup de sonnette me fit sursauter.

Tout tremblant, je me rendis à la salle d'attente où je pensais trouver mon premier client. En fait, c'était le Président du syndicat des masseurs kinésithérapeutes de Savoie qui me rendait une visite cordiale afin de faire ma connaissance, espérant en retour mon adhésion au syndicat. Il me fit comprendre que pour démarrer en centre ville, ce n'était pas évident et que j'allais devoir manger mon pain noir. Il n'avait peut-être pas entièrement tort, mais comme message de bienvenue, on peut faire mieux. Je me souviens lui avoir répondu qu'il devait y avoir du travail pour tout le monde et notamment pour qui veut travailler consciencieusement.

Je décidais de faire une visite de courtoisie auprès de mes confrères voisins pour me présenter, ainsi qu'auprès d'une vingtaine de médecins de ville, puis de chirurgiens de cliniques et du centre hospitalier. Chacun ne manqua pas de m'assurer qu'il m'adresserait des patients dès que possible. Je rentrais après ces visites plein d'illusions et d'espoir. Il faut noter que dans ce domaine, pour toutes les professions médicales et paramédicales, la publicité est interdite et qu'à ce titre nous n'avons pas le droit d'afficher dans les magasins ou journaux. Une exception cependant seulement deux parutions dans la presse locale pour faire connaître l'ouverture d'un nouveau cabinet à la population. L'autre publicité autorisée étant le bouche-à-oreilles et celle faite par les médecins pouvant nous recommander à leurs patients ne connaissant pas de praticien. Est-il nécessaire de dire que les trois premières années furent dures, et qu'une fois les frais payés, je ne gagnais pas le SMIC. Et pourtant dans l'esprit du public, le fait de porter la blouse blanche serait un gage de bonne situation !

Les débuts sont difficiles, il ne faut pas se le cacher, tout comme pour l'artisan, ou toute autre profession libérale. L'angoisse du premier cas, l'attente du premier patient qui vous fait bondir, allant à la découverte du premier venu. C'est souvent un assureur qui vient vous démarcher pour vous assurer au meilleur prix, soi-disant avec un maximum de garanties. Il vous propose une assurance responsabilité civile professionnelle (au cas où lors d'un traitement surviendrait un problème avec un patient). L'assurance incendie dégât des eaux, voitures, etc... Bref tout y passe, ce qui vous occupe un bon moment mais n'améliore pas vos finances. Ces gens-là ont l'art de repérer les nouveaux installés.

Enfin c'est le premier patient qui vient vers vous, adressé par un médecin ou par connaissance, un premier contact, une première énigme à résoudre, une qualité de service à apporter, mêlée de soins efficaces. Si le patient, après quinze séances repart en forme et satisfait, la partie sera gagnée et il vous adressera par la suite, deux ou trois personnes de ses connaissances, heureux d'avoir trouvé un praticien tout à son écoute, capable de résoudre ses problèmes douloureux. Notons que le contact avec le patient est capital, l'accueil, son installation, les explications que vous pouvez lui donner, sans pour autant faire un cours *ex cathedra*. Compte tenu de la vulgarisation de la médecine par les médias, et de l'information du public, les explications doivent être simples, claires et seront autant de motivations importantes pour le patient dans le traitement. Tout notre art consiste, non seulement à soigner et à résoudre les problèmes curatifs, mais également à donner des conseils de prévention. Le kinésithérapeute doit savoir enseigner ce que l'on pourrait appeler l'hygiène de vie pour une meilleure qualité de vie.

Chaque patient doit être abordé avec empathie, avec la volonté de lui donner le meilleur de nous-mêmes pour rétablir son intégrité fonctionnelle. Chaque cas demande une part de patience et de concessions. Il faut être capable d'entendre à chaque séance les litanies, en particulier des personnes âgées. Dans cette profession, comme dans d'autres professions médicales et paramédicales, il faut avoir la volonté de faire le maximum pour améliorer l'état de santé de l'individu. L'à-peu-près n'est pas tolérable ni satisfaisant pour le praticien ni pour le patient. Ce métier demande une grande énergie, une bonne santé, une forme physique, une attention de tous les instants, et un grand sens du dévouement.

Lors de mon premier jour d'ouverture donc, deux patients sonnent. Pas de problème, le carnet de rendez-vous est vide. A raison de deux à trois rendez-vous par semaine, voilà déjà six noms sur le carnet. Deux cas banaux, notamment une patiente présentant une arthrose cervicale à 66 ans avec un enraidissement et des tensions douloureuses des muscles trapèzes, allant de la nuque aux épaules. Celle - ci présentait des vertiges, caractéristique classique de nombreux arthrosiques de la colonne cervicale.

Mais qu'appelle-t-on : "arthrose" ? L'arthrose est un rhumatisme dégénératif des cartilages et des os des articulations. Elle présente à la fois un processus de destruction et de reconstruction osseuse de mauvaise qualité au mauvais endroit. C'est un rhumatisme d'origine mécanique dont les douleurs ont tendances à céder au repos, quand l'usure n'est pas trop importante. À ne pas confondre avec l'arthrite qui est au contraire un rhumatisme inflammatoire ou infectieux souvent d'origine méconnue avec des douleurs permanentes tant diurnes que nocturnes.

Que peut donc espérer cette patiente atteinte d'arthrose cervicale, traitée par nos soins ? Elle se présente, tout d'abord avec une colonne cervicale enraidie, c'est à dire qui a du mal à effectuer des mouvements naturels, incapable par exemple de tourner la tête pour garer son véhicule en marche arrière. Moins elle bouge sa colonne cervicale, plus celle-ci s'enraidit, entraînant également des douleurs secondaires pouvant retentir jusqu'au niveau lombaire, voire même associées à des vertiges. De séance en séance, les massages effectués selon des manœuvres bien spécifiques, de préférence sous rayons infrarouges, détendent les muscles douloureux et les contractures s'atténuent. Suite aux massages, une mobilisation douce est pratiquée en "traction-dégagement" dans tous les plans, libérant ainsi les articulations, laissant parfois échapper un petit craquement. Peu à peu la souplesse revient, les vertiges cèdent et les douleurs disparaissent. Cette zone fragilisée, sera renforcée par une rééducation de la colonne cervicale qui éloignera les rechutes.

Puis, d'autres patients se présentent,

chaque fois un cas nouveau pour le praticien qui n'agit pas par réflexe mais par mémoire de ce qui lui a été enseigné. Plus tard, il agira de façon instinctive.

Les premiers mois, une fois les formalités administratives accomplies, il n'hésite pas à se replonger dans ses cours. Il en sera ainsi dès le patient entré et le diagnostic posé. Par la suite, le praticien devra faire attention à ne pas tomber dans la routine, et pour cela il devra toujours essayer de déjouer le réflexe, comme un policier, pour analyser les renseignements reçus et parvenir à la bonne conclusion. Il fera également connaissance des premières visites à domicile, s'adressant à des patients ne pouvant se déplacer jusqu'au cabinet.

Je me souviens de cette patiente que je devais soigner par la suite pendant près de sept ans jusqu'à son décès. Elle était atteinte depuis quatre ans, dès l'âge de 60 ans d'une grave maladie, la sclérose en plaques, maladie épouvantable s'il en est. Elle se caractérise par une dégénérescence de la moelle épinière, avec une atteinte de la gaine de myéline des nerfs, donnant à l'examen un aspect en plaques. Les conséquences sont des troubles neurologiques avec progression de la paralysie des membres, jusqu'aux difficultés respiratoires et d'élocution.

Son état pouvait rester stable plusieurs mois, avec une aggravation notable après chaque crise où apparaissait un nouveau déficit plombant son moral. La patiente voit alors son état général diminuer de jour en jour, de mois en mois, d'année en année et après avoir consulté les plus grandes sommités médicales, elle comprend que son cas évoluera plus ou moins vite vers l'issue fatale. Elle pourra encore marcher difficilement pendant quelques mois, puis passera au fauteuil roulant, avant d'être alitée de plus en plus longtemps. De là, découleront les problèmes de décubitus, c'est à dire liés à l'alitement. Elle deviendra rapidement exigeante, voire très exigeante, rendant la vie quasiment impossible pour son entourage, jusqu'à tyranniser son conjoint, réduit le plus souvent à un dévouement servile qui l'emprisonnera pour le restant de ses jours.

J'arrivai donc chez cette patiente à l'œil scrutateur, observateur et critique, accueilli un peu froidement. La psychologie et le contact, du praticien, mêlé de simplicité, se voulant rassurant, fera que d'emblée je serai accepté ou non. Très vite, les contacts se nouent, et les rendez-vous seront des moments importants dans la vie hebdomadaire du patient. Quel que soit son moral ou celui du praticien, ce dernier devra toujours se montrer d'humeur égale, voire même apporter la bonne humeur. La plaisanterie aidera à détendre le patient tout en travaillant. Toutes les semaines, les mêmes gestes précis, méticuleux, devront être répétés dans le but d'éviter l'enraidissement articulaire et permettront à la famille d'asseoir et de coucher la malade. Faute de quoi la raideur empêchera tout changement de position.

Peu à peu je pénétrais dans l'univers du patient, tenu au courant de l'évolution de la famille dans le temps, des faits et gestes des enfants et petits-enfants. Je participais ainsi pleinement à la vie de l'entourage, me penchant sur les problèmes quotidiens de tout un chacun. Je découvrais peu à peu les intérieurs variés, intimes, depuis la villa de grand luxe à l'appartement moyen, jusqu'aux HLM de dernière catégorie aux couloirs et allées souvent souillés. Je voyais de tout, depuis l'aménagement raffiné, jusqu'à la plus grande pauvreté et simplicité. J'appréciais d'autant plus ma vie, aussi dure soit-elle. Chaque fois que je sortais de chez un patient handicapé, je me disais que c'était un bonheur d'être en bonne santé et sur mes deux jambes. Les plaintes et les bobos quotidiens apparaissaient comme anodins, comparés aux souffrances morales et physiques journalières endurées par ces malades. J'étais chaque fois de plus en plus convaincu que ma vocation, plus que mon devoir était d'être "un remonteur de moral" hebdomadaire ou bihebdomadaire pour ceux qui souffraient. Certains moralement, d'autres dans leur corps, les deux étant étroitement imbriqués et indissociables. C'est ce que l'on appelle l'influence du psychisme sur le corps, autrement dit : les troubles psycho-somatiques.

En effet, il existe de nombreuses variations entre les êtres, comme les différences anatomiques, intellectuelles, ou comportementales, pouvant illustrer les problèmes psychosomatiques quotidiens.

Je me souviens de ce patient qui présentait des lombalgies devenues peu à peu chroniques. Après 12 séances pratiquées, il se plaignait toujours de façon identique et à la question de bienvenue et d'encouragement que je posais à chaque fois : "Alors ! Comment allez-vous ?" la réponse, déprimante pour moi, était laconique et sempiternelle : "Toujours pareil", de quoi me décourager. Lorsqu'il n'y a pas de lésions visibles radiologiquement, malgré les efforts et la foi du praticien dans le traitement, on ne comprend guère qu'une sensible amélioration ne soit pas visible. La réponse éventuelle peut être un trouble psychosomatique, c'est à dire le retentissement d'un problème personnel sur une zone donnée du corps. Conclusion : il faut amener le patient à s'exprimer.

Je lui demandais : "Alors qu'est-ce qui ne va pas ? Vous avez des problèmes financiers ?" - "Non, me répondit-il, mais si j'avais plus de finances ce serait mieux". - "Alors, vous avez des problèmes familiaux" ? La réponse allait expliquer bien des choses. "Eh bien, je vis avec une femme qui a trois enfants, et mes enfants ne s'entendent pas avec les siens. Cela génère en permanence des rivalités, je n'en peux plus". Je lui répondais qu'il n'y a pas de problème mais que des solutions. Il fallait en discuter ensemble.

À la séance suivante, quand je lui reposais la question "Comment ça va ?" A mon grand étonnement il me répondit : "Eh bien cela va beaucoup mieux, je n'ai pas eu mal depuis notre dernière séance". En fait, le patient avait évacué son problème.

Une dizaine d'années était passée depuis le début de mon installation. J'avais commandé ma première voiture neuve qui me permettrait de faire les visites. J'en pris possession à la concession Citroën de Chambéry. C'était une petite Citroën LNA, animée d'un petit moteur de 602cm3 de 3cv, le même que la 2cv6 et de l'Ami6. C'était un joli coupé minuscule et pratique, de couleur rouge cornaline. L'intérieur sobre avait des sièges moelleux recouverts d'un tissu pied de poule noir et blanc. Les vitesses étaient au plancher. C'était un bonheur de partir au volant de ce bicylindre qui sentait le neuf. Elle pouvait atteindre les 120km/h et possédait un réservoir d'essence de 23 litres. Elle ne consommait que 5 à 6 litres aux 100 km. Le plein à l'époque ne dépassait pas les 180 francs soit 17 €, permettant de parcourir 450 kilomètres.

Je fus appelé par une patiente vivant à Saint Jean d'Arvey, petit village à 14 kilomètres environ de Chambéry. Elle m'était adressée par son médecin généraliste de la commune de La Ravoire, celle-ci ne connaissant pas de kinésithérapeute. Elle avait 60 ans, et souffrait semble-t-il, après examen radiologique, d'une arthrose de hanche invalidante. Elle avait de plus en plus de mal à marcher, et présentait également des douleurs nocturnes. Elle avait en complément un traitement médical d'anti inflammatoires et d'antalgiques puissants. Ce jour-là, j'étais heureux de m'évader de mon cabinet pour me rendre au volant de ma LNA au pied de la montagne, appréciant le ronronnement régulier du moteur et les beaux paysages d'automne.

Je commençais le traitement de la patiente, après des tests sur sa hanche raide et douloureuse au point que celle -ci hurlait de douleur dès que je la mobilisais. Je m'en remis donc après cet essai désastreux, aux seuls massages des lombes et de la cuisse. La séance suivante, je tentais de nouveau une mobilisation douce de son articulation. Elle déclencha une fois encore des douleurs épouvantables. J'expliquais alors à la patiente que cela ne me paraissait pas normal, que je n'étais pas là pour la faire souffrir, mais pour essayer de la soulager. Par conséquent, je l'informais que j'allais appeler son médecin qui jugerait de la suite à donner. Ce qu'il fit avec une lettre explicative pour un chirurgien orthopédique réputé de la ville, qu'elle consulta rapidement. Celui-ci examina son dossier radios présentant des signes d'arthrose légère. Il la mobilisa, déclenchant des hurlements. Les signes radiologiques n'étaient pas en rapport avec cette symptomatologie douloureuse. La laissant sur la table d'examens, passant dans la pièce d'à côté, la porte entre ouverte, il déclara à ses assistants : "Encore une folle, c'est dans la tête !" Il revint vers elle lui déclarant : "Je ne peux rien faire pour vous" La patiente furieuse, ayant entendu la conversation, s'en alla sur-le-champ en insultant le chirurgien.

Elle s'en remit donc à son généraliste, qui ne sachant que faire, l'adressa à un autre chirurgien bien connu d'Aix Les Bains. Celui-ci l'examina avec son dossier et ne comprenant pas trop ces symptômes douloureux à la mobilisation, lui proposa : "Ecoutez Madame, je ne vois rien d'inquiétant, mais pour y voir plus clair, je vous propose seulement d'ouvrir pour comprendre". La patiente acquiesça et l'intervention fut programmée pour le lendemain. Après son installation et l'anesthésie, le champ opératoire était prêt. Le scialytique était bien orienté sur la hanche. Le chirurgien commença l'intervention et dès l'incision réalisée, le pus jaillit jusqu'à la lampe. Une analyse per-opératoire du liquide révéla qu'il s'agissait d'un bacille de Koch, autrement dit d'une coxite tuberculeuse (tuberculose de la hanche). Suite au lavage de l'articulation, la patiente fut déjà quelque peu soulagée puis traitée plusieurs mois par des antituberculeux. Plus tard le chirurgien lui posa une prothèse de hanche, le sommet de la tête du fémur après intervention se révélant rongé par le bacille, ce qui ne se voyait pas à la radio. Quelques jours plus tard je repris le cours de sa rééducation à domicile pour une quinzaine de séances. Elle put reprendre la marche sans problème, et refaire du vélo.

Cette histoire souligne l'attention à apporter aux signes douloureux des patients, quels qu'ils soient.

CHAPITRE V

Le kiné et l'hôpital

Parallèlement à mon installation en ville en tant que libéral, je décidais de voir s'il était possible d'obtenir un travail à mi-temps au centre hospitalier de Chambéry, et ce, pour parfaire mes connaissances, me faire connaître des médecins et chirurgiens, et m'aider à démarrer. Après un entretien avec le DRH de l'hôpital, j'obtenais sans difficultés un poste de mi-temps dans le service de chirurgie orthopédique, un de mes confrères quittant ce poste où il travaillait depuis cinq ans. À cette époque nous étions peu nombreux au sein de l'hôpital, et il fallait assurer plusieurs services sur deux étages, plus les soins intensifs. Autant dire que je n'avais pas le temps en une matinée de faire des pauses café comme certains le faisaient à l'accoutumée.

La matinée commençait par la visite des malades, avec le cortège composé du "patron" du service, suivi de l'interne, de l'infirmière chef, des infirmières et enfin du kiné. Le chef de service donnait les consignes et examens éventuels à faire. Hélas cette visite se faisait souvent au pas de course, où l'examen du "patron" était si rapide, que le dernier à pénétrer dans la chambre, aussitôt rentré devait ressortir n'ayant rien entendu des prescriptions.

Je me souviens de celui-ci, qui devant une patiente en attente de résultats d'examens radiologiques, regardait les radios de ses seins, faisant une grimace et lui disant : "Je vous opère demain". Le chirurgien repartit aussitôt suivi du cortège infirmiers-étudiants. J'avais été le dernier à entrer dans la chambre, et vis la malade effondrée, en larmes au départ de l'équipe. J'essayais alors de la rassurer et de lui remonter le moral en lui disant : "Ne vous inquiétez pas, ce n'est peut-être qu'un kyste ou un nodule". A noter au passage, le manque de psychologie, de délicatesse, d'humanité du chirurgien qui n'avait rien expliqué à la patiente, l'ignorant même, ne voyant que les radios et quelque part la traitant comme un numéro. Je m'éclipsais rapidement de la chambre pour rattraper la cohorte **du patron**. On peut observer que les chefs de service n'avaient pas toujours la psychologie nécessaire dans l'approche du malade, dans l'annonce du diagnostic quelques fois terrible et brutal. Heureusement, il semblerait que les jeunes générations soient plus sensibles au contact, avec plus d'humanité et de simplicité vis à vis du patient.

Le service où je travaillais à l'époque sous la direction de ce chirurgien, était un service de chirurgie générale, c'est à dire couvrant la totalité de la chirurgie que l'on appelle du "mou" : poumons, viscères, intestins, vaisseaux, coeur et artères, un vaste domaine. Mon travail était de préparer les patients avant l'intervention. Que ce soit pour une ablation du poumon, un ulcère d'estomac, ou une amputation de membre pour artérite. En effet le patient opéré, doit savoir respirer sans tousser, en maintenant ses cicatrices, pour éviter de les déchirer. Cette préparation est également un moyen de le rassurer en lui expliquant comment les choses allaient se dérouler après l'opération. Nous intervenions avant le "lever" du patient, pour éviter les problèmes liés à la position couchée ou dite de "décubitus", déjouer les problèmes circulatoires avec le travail de flexion-extension active des chevilles que l'on appelle "cœur de la jambe".

Le fait d'effectuer ces mouvements, réalisés volontairement par le patient, agit en contractant et en relâchant les mollets, activant ainsi la circulation sanguine et évitant la stase veineuse en agissant comme une pompe. Le massage peut également être associé pour renforcer l'élimination des toxines.

Le plus dur dans ce service, étaient les amputations des membres inférieurs liées à l'artérite, affection bouchant les artères des patients par thrombus. Avant toute intervention de ce type, le diagnostic doit être posé par le chirurgien, aidé du kiné qui fait des tests physiques de marche dans les couloirs de l'hôpital balisés à cet effet.

Formé spécialement à ces techniques d'origine allemande, le couloir balisé tous les cinq mètres, le kiné observe les réactions du patient en notant lors de la marche rapide accompagnée dite "au pas de chasseur", l'apparition d'éventuelles douleurs. On note alors, en fonction des mètres parcourus, la gêne du patient, d'abord une boiterie, puis une claudication, puis une crampe obligeant celui-ci à s'arrêter. En fonction des résultats et au nombre de mètres parcourus, le chirurgien choisira le type d'intervention. Si la distance parcourue est suffisante il optera pour la première intervention dite légère, la sympathectomie, c'est à dire coupant le nerf sympathique, dont l'effet est vasoconstricteur, c'est à dire resserrant les vaisseaux. Celui-ci étant supprimé, les artères s'ouvriront sous l'effet du seul nerf para sympathique vasodilatateur.

Si la distance parcourue avant la crampe était inférieure à 100 mètres le cas était plus grave et outre le traitement médical, le chirurgien optait pour une chirurgie plus lourde c'est à dire l'amputation, si possible au dessous du genou, ce qui permettait un appareillage plus facile par la suite.

J'ai pu suivre ainsi de nombreux opérés, amputés, dont l'approche est difficile, avec une rééducation pour les préparer à la marche future. Bien sûr le réveil du patient après opération est traumatisant, la vision du membre amputé est à accepter, d'autant plus facilement que l'on rassure le patient en lui promettant une prothèse parfaite, prothèse comparable à l'autre membre qui lui permettra de marcher normalement.

Le kiné intervient aussi auprès de nombreux opérés nécessitant une rééducation respiratoire, une toilette des bronches obstruées, qui seront libérées par des manœuvres et des mouvements ayant pour but de faire expectorer le patient. Il sera également souvent appelé en chirurgie orthopédique postopératoire pour commencer une rééducation précoce, soit par exemple après la pause d'une prothèse de genou, de hanche, ou une intervention articulaire, ligamentaire. Chaque cas étant différent, la rééducation précoce a pour objectif une sortie rapide de l'hôpital avant la poursuite du traitement en ville, où en centre de rééducation.

Le traitement des artéritiques n'étaient pas toujours chose facile. Combien de fois, le patient subissait-t-il plusieurs interventions devenant décourageantes ? La première pouvait commencer par l'ablation d'un gros orteil du pied, puis quelques mois plus tard devant l'aggravation, c'était le pied en totalité, puis devant la non amélioration de l'état on finissait par amputer jusqu'au genou, quand on ne coupait pas les 2 jambes !

Tout ce monde que les biens portants ignorent n'est pas toujours facile à vivre pour la famille et l'équipe soignante qui doit rester optimiste.

Je me souviens de ce jeune employé EDF, victime lors de ses relevés de compteurs, d'un accident de la circulation à mobylette avec chute et polytraumatismes. Ayant été hospitalisé dans le service de chirurgie orthopédique où je travaillais le matin, il se plaignait de douleurs vertébrales et fut examiné par l'interne de chirurgie qui ne vit rien d'anormal aux radios et décidait de sa sortie pour le lendemain. Il partageait sa chambre avec un opéré du genou dont je m'occupais. Lorsqu'il comprit que j'étais le kiné, il me demanda si je voulais bien l'examiner car il avait très mal au dos. Ce que je fis, en notant une douleur exquise, toujours au niveau de la même vertèbre, la 12ème dorsale.

J'avisais alors l'infirmière chef, en lui demandant de bien vouloir faire un bon de radio, centré sur cette 12ème dorsale, voire un examen plus précis pour l'époque, le scanner n'existant encore pas, c'est à dire une tomographie. Elle n'était pas favorable, la responsabilité de prescription revenant à l'interne de chirurgie qui avait proposé sa sortie. Je la persuadais du bien-fondé de ma demande, et lui suggérais même d'accompagner le patient en radio au rez-de-chaussée, ce qui me permettrait d'expliquer mes doutes au radiologue... Bravant la hiérarchie, elle finit par accepter en douce. L'examen radiologique fut fait. J'étais resté en radiologie afin d'avoir le compte-rendu écrit. Celui-ci annonçait une bonne fracture tassement de la

12ème vertèbre dorsale. Du coup j'installais le patient dans un fauteuil roulant en le remontant dans le service avec radio et compte rendus.

L'infirmière chef, stupéfaite, me demanda de bien vouloir rester pour la visite de l'interne en fin de matinée, qui, modeste, jouait au grand "patron". Lors de la visite, arrivant dans la chambre de l'accidenté, l'interne croyant qu'il simulait, s'exclama : "Il est encore là celui-là !" et l'infirmière de répondre : "Ah oui, le kiné suspectait un problème", et à peine ces mots prononcés l'interne déclara : "De quoi se mêle-t-il celui-là" ? - "Oui" répondit l'infirmière "nous avons fait réaliser des tomographies et ce Monsieur a une belle fracture de la 12ème vertèbre dorsale. Voyez par vous-même" !

Cela changeait tout pour ce jeune, qui était en accident du travail avec les conséquences d'indemnisation que cela comporte. "Eh bien, gardez-le !" conclut-t-il.

Chose étrange, à dater de ce jour, et jusqu'à ce qu'il quitte le service pour une autre destination, cet interne de chirurgie dont je n'ai pas oublié le nom ne m'adressa plus la parole ! Outre ses compétences, personne ne le regretta au sein de ce service. Par la suite ce patient que je rééduquais ne cessa de me remercier.

CHAPITRE VI

Le kiné, restaurateur du corps

On ne connaît le kiné bien souvent qu'à travers un problème donné spécifique et personnel, à la suite d'un accident, d'une blessure, d'un traumatisme, d'un rhumatisme, et souvent suite à une prescription médicale. Or comme pour d'autres secteurs du paramédical, la kinésithérapie recouvre un vaste domaine d'activités méconnues du grand public.

Salarié en milieu hospitalier ou pratiquant libéral en médecine de ville, le kinésithérapeute, restaurateur du corps et de l'esprit, est un personnage essentiel de l'équipe médicale, de la santé. Il travaille en symbiose avec les médecins, pour le bien-être du patient, et le succès de l'équipe. Des massages, des exercices, de la rééducation fonctionnelle, de la physiothérapie, des drainages lymphatiques, de la rééducation uro-gynécologique, soit un large éventail. Les indications de la kinésithérapie sont donc multiples, et s'appliquent à toutes sortes de pathologies : la traumatologie et les suites opératoires, les accidents sportifs dans le but de redonner l'intégrité fonctionnelle aux patients, la rhumatologie pour les douleurs vertébrales arthrosiques et articulaires, la pédiatrie et l'orthopédie pour les malformations, les retards posturaux, les encombrements bronchiques, l'asthme du nourrisson et des adultes, la neurologie, pour les paralysies, l'hémiplégie, la sclérose en plaques ou encore les problèmes cardio-vasculaires etc...

Ainsi, toutes les tranches d'âge et tous les cas plus ou moins graves sont concernés, du nourrisson à la personne âgée. Malheureusement, trop souvent on ne fait appel aux kinés qu'en "bout de chaîne", les médecins se disant : si cela ne fait pas de mal, pourquoi pas ! Sans trop y croire, sans doute connaissant mal nos pratiques. Si son action curative est efficace, son rôle et son succès dans la prévention de certaines maladies est incontestable, notamment par les massages qui ne sont malheureusement pas toujours reconnus. La main du praticien doit être intuitive, intelligente. Dans certains cas les opérations et traitements lourds peuvent être évités. Son sens de l'accueil, du conseil et ses connaissances liées à l'expérience font de lui un précieux allié de la santé et du bien-être au quotidien. Les gens le consultent souvent pour avoir des conseils sur l'hygiène de vie. Par ailleurs, il est important de noter que des séances peuvent être pratiquées sans ordonnance médicale.

Les technologies nouvelles viennent aider le kinésithérapeute. La physiothérapie (traitement par les agents physiques, infrarouges, courants galvaniques, basses fréquences,...) la cryothérapie, le laser, donnent de très bons résultats sans jamais remplacer cependant le massage et la rééducation fonctionnelle, éléments essentiels d'une séance. Bien que le kiné participe souvent à des formations de remise à niveau, la méthode ancestrale du massage reste le meilleur moyen de guérison ou d'amélioration dans de nombreuses pathologies. Prévention de maux, de troubles physiques, notre corps étant une formidable machine où le mental et le physique sont constamment en interaction. Nous devons être des restaurateurs du corps et de l'esprit selon la formule latine : "mens sana in corpore sano", c'est à dire un esprit sain dans un corps sain. Malheureusement, la médecine traditionnelle a encore tendance à découper l'homme en tranches comme au temps de Molière : "Le poumon vous dis-je, le foie vous dis-je, etc..."

Il n'y a qu'à observer les prescriptions du médecin, toujours les mêmes, rééducation massage du rachis lombaire, ou rééducation d'un genou, d'une cheville, d'un pied, des cervicales... Alors qu'il faudrait analyser l'homme dans sa globalité comme le fait la médecine chinoise. Tout est en interdépendance, en relation.

À l'issue d'une ou plusieurs séances nécessaires le patient doit être "retapé" physiquement et psychiquement, c'est pour cela que j'insiste sur la relation de confiance entre le praticien et le patient.

La France est hélas l'un des premiers pays consommateur de psychotropes, ce qui signifie qu'environ 20% de la population est en état dépressif. En effet, la société est victime du stress, des pressions, des objectifs, bref, on ne sait plus souffler, se détendre, c'est pourquoi différents maux apparaissent. Le stress, cela est prouvé, est la source essentielle des troubles organiques. Pour lutter contre le stress, les violons d'Ingres, le massage, le yoga, la sophrologie, l'activité physique et la lutte contre la sédentarité sont bénéfiques.

Le massage demeure et reste l'anti stress

numéro un, "formidable chargeur de batterie" remplaçant bien avantageusement les antidépresseurs.

Je souhaite à la majorité d'entre vous, de découvrir le massage plutôt que les psychotropes. Les vertus de ces techniques, connues depuis des millénaires, agissent comme un véritable dopant naturel.

Mais pour cela il faut s'adresser à un praticien qui travaille sérieusement, sachant bien masser. Le pouvoir des mains est formidable, agissant par magnétisme pour celui qui est magnétiseur sans le savoir.

Un premier état des manœuvres de massages date de 800 ans avant J-C et est consigné dans le livre chinois "le kong-fou". Si la pratique dans les thermes depuis les époques grecque et romaine perdure, les méthodes médicales à la mode, à contrario, apparaissent et disparaissent aussi vite. Le massage lui, agit sur la circulation sanguine, comme un fabuleux drainage, éliminant les toxines accumulées. Il agit également sur les globules rouges dont la fonction essentielle est de véhiculer et de distribuer au corps la nourriture et l'énergie dont il a besoin.

Savez- vous qu'un bon massage du dos dans sa totalité entraîne une augmentation significative du pourcentage de globules rouges de 10 à 15%, agissant ainsi comme de l'EPO naturel ?

En exemple, les sportifs de haut niveau, se font masser avant et après l'effort pour faciliter la récupération musculaire et éliminer les toxines.

L'effet est donc facilement compréhensible, on constate une amélioration dans les troubles du sommeil, les contractures musculaires disparaissent, les douleurs s'effacent, la vascularisation est améliorée. L'organisme se porte mieux.

On n'improvise pas un massage, il faut être compétent, bien sûr diplômé, sentir les points névralgiques, avoir, j'insiste la main intelligente et expérimentée. Il nécessite une connaissance approfondie de l'anatomie, mais aussi un véritable don de soi et de son énergie, une sensibilité aigüe à tout ce qui est de l'humain. La zone qui souffre est toujours en interaction avec le psychisme.

Par le massage, on peut tout savoir, tout sentir. C'est un véritable acte d'amour, car il faut avoir envie de faire du bien, de transférer son énergie positive aux patients. Les efforts physiques que demande le massage, sont la cause de son abandon parfois au profit de l'utilisation de techniques nouvelles n'ayant pas forcément, elles, fait la preuve de leur efficacité.

De nombreuses méthodes de massage existent, mais quelles qu'elles soient, judicieusement et bien pratiquées, elles traversent les siècles et les modes médicales. C'est un adjuvant qui donne des résultats rapides, et qui à long terme contribue à assurer un bon équilibre énergétique sans occasionner de grosses dépenses de santé. Il est à la fois préventif et curatif.

CHAPITRE VII

Le kiné, la clientèle et les risques du métier

Après quelques années d'installation, la clientèle se fidélise, pour diverses raisons, dont l'accueil, le contact praticien-patient, et bien sûr les compétences du kiné assurant amélioration et confort. Outre le plateau technique qui vient aider le praticien dans certains traitements, on reconnaît un bon kiné non seulement à ses compétences, mais surtout par le travail de corps-à-corps qu'il effectue avec son patient, notamment les différentes manœuvres de massages effectuées consciencieusement. Aujourd'hui, il faut fuir les praticiens qui ne touchent pas leurs patients, et les installent en cabine avec différentes machines. Rien ne remplacera le contact du praticien et "**les mains pour les maux**".

Pour tout patient j'établissais une "fiche", que je pouvais consulter, voire retrouver plusieurs années après. Même après 10 ou 15 séances de traitement, certains noms ne nous disent plus rien, n'évoquent plus grand-chose, pas d'histoire frappante de leur vie, rien chez eux ne nous a marqué. A l'inverse, d'autres noms parfois longtemps après, évoquent des histoires familiales ou professionnelles passionnantes. Certains nous font voyager à travers le monde, souvent des retraités, qui nous racontent à leur manière leur tour en Égypte, en Turquie, en Afrique, aux Etats-Unis, etc...

Contrairement à ce que l'on pourrait croire, la moyenne d'âge des patients soignés se situe pour 50% dans la tranche d'âge 18-50 ans, période où la population subit des traumatismes et des pressions liées à son travail. 15% pour les six mois à 18 ans, et les 35% restants revenant au troisième âge, souvent négligé par les médecins, estimant que leur grand âge et les troubles qu'ils ont sont normaux, et par conséquent qu'il n'y a pas grand chose à faire. C'est une grave erreur, car bien sûr, nous pouvons améliorer leur mobilité et leur rendre un certain confort de vie. Le relationnel entre patients et praticien est parfois étonnant. S'adressant à toutes les couches de la société, le praticien doit avoir une conduite irréprochable, il doit savoir garder ses distances dans cette relation corps-à-corps, souvent charnelle, le patient se présentant désarmé et vulnérable de part sa nudité.

Nul ne peut imaginer ce qui se passe dans la salle privée du cabinet, chacun n'ayant que la vision de ce qu'il a pu vivre lors d'un traitement. Mais lorsque l'on passe dans l'intimité, bien des anecdotes étonnantes pourraient être racontées. Le kiné peut être amené à découvrir et à modifier des diagnostics imparfaits ou erronés.

Je me souviens de cette adolescente de 17 ans que je traitais pour des troubles de la colonne vertébrale (une forte scoliose en l'occurrence) qui lors d'une séance me demanda si l'on pouvait abréger les exercices de correction tout simplement parce qu'elle ne se sentait pas bien et qu'elle avait mal au ventre. Je lui demandais si elle était indisposée. Elle me répondit que non. "J'ai vu le médecin il y a huit jours et il m'a dit que mes douleurs étaient psychologiques, liées au fait que dans deux mois, je devais passer mon bac et que ces douleurs étaient dues au stress".

Je lui proposais de l'examiner, couchée sur le dos, sur la table de massage. Après un examen palpatoire de son abdomen souple, je percevais sur un ovaire une grosseur importante. Je la lui fis toucher, et elle se rendit compte qu'effectivement il y avait quelque chose d'anormal. Je lui conseillais de consulter au plus tôt un gynécologue et dans la foulée j'avertis sa maman par téléphone (car elle était mineure), sans l'inquiéter, afin qu'elle prenne rendez-vous au plus vite.

Deux jours plus tard, après un examen gynécologique et échographie le diagnostic était posé. Elle avait un kyste à l'ovaire qui s'avérait être gros comme un pamplemousse. On comprend ainsi aisément d'où venaient ces douleurs. Elle fut rapidement opérée dans les jours qui suivirent, mais malheureusement le chirurgien lors de l'intervention se vit dans l'obligation d'enlever l'ovaire avec le kyste. Le médecin généraliste de cette jeune fille avait t'il fait son interrogatoire correctement, l'avait t'il palpée avec précision ? D'où l'importance d'un examen bien mené, minutieux, et attentif.

Pour le médecin, tout réside dans l'interrogatoire du patient et dans un examen sérieux pour poser le bon diagnostic. Mais a-t-il seulement le temps pour le mener à bien ?

Je me rappelle aussi de ce jeune patient de 26 ans qui depuis des mois souffrait de lombalgies basses. Il fut traité classiquement par médication et massages, mais après plusieurs semaines son état ne s'améliorant pas, je suspectais un rhumatisme inflammatoire. Après en avoir parlé à son médecin, je lui conseillais de consulter un rhumatologue qui après analyse diagnostiqua un rhumatisme invalidant, (pelvi spondylite rhumatismale ou spondylarthrite ankylosante) rhumatisme handicapant évoluant par poussée inflammatoire jusqu'à la soudure osseuse de la colonne vertébrale.

Je revois cette jeune infirmière d'une trentaine d'années traitée depuis trois ans pour dépression suite à des maux de tête et douleurs cervicales des muscles trapèzes et scalènes particulièrement tendus. Devant la tension de ses muscles, je suspectais un syndrome de la traversée et lui fis un test vasculaire mécanique, test consistant à prendre le pouls radial des membres supérieurs, le patient étant debout les bras le long du corps. J'observais alors un pouls bien frappé, le sang passait donc bien. Puis je repris ce même pouls, les bras élevés en position chandelier. Le pouls passait bien d'un côté mais était inexistant de l'autre côté. Conclusion : il y avait un pincement de l'artère et veine sous-clavière (c'est à dire sous la clavicule) lors de certains mouvements ce qui expliquait les troubles. Cette jeune femme était traitée à tort pour dépression, alors que son problème était d'origine vasculaire.

Je l'adressais pour confirmation à un angiologue, spécialiste des maladies des veines et des artères qui pratiqua un écho doppler couleur. Le diagnostic confirmé, je prenais en charge cette patiente en pratiquant de vrais massages des trapèzes, scalènes et des cervicales sous rayons infrarouges. La chaleur des rayons avec les massages aident à dilater artères et veines et à lever les tensions des muscles. Après 20 séances, un nouvel écho doppler fut pratiqué confirmant déjà une amélioration. La patiente allait de mieux en mieux pouvant reprendre sa vie professionnelle plus confortablement. Je la revis très régulièrement pour son traitement qui devait lui permettre de travailler, retrouvant également le moral.

C'est ainsi que de nombreux troubles que l'on attribue aux cervicales sont en fait liés à ce syndrome (ensemble de symptômes) que l'on nomme syndrome de la traversée cervico thoraco brachiale, syndrome qui échappe souvent à la vigilance des praticiens.

Que dire encore de cette patiente atteinte d'une hémiplégie à la suite de trois accidents vasculaires successifs (l'hémiplégie étant la paralysie de la moitié du corps) qui se morfondait dans un service de rééducation de l'hôpital, perdant le moral, suite à la déclaration laconique du médecin lui avouant : "Madame, vous ne remarcherez pas". Imaginez le moral de cette femme, au demeurant volontaire et courageuse. Alors qu'elle était dans le service de rééducation depuis deux mois, son mari, un ami, me contacta me demandant si je voulais bien passer la voir et lui dire ce que j'en pensais. Je profitais de mes traitements à domicile pour lui rendre visite à l'hôpital. Je l'examinais attentivement, testant les membres inférieurs et supérieurs atteints. À la stimulation des muscles de la jambe, j'observais une réponse timide, laissant augurer une récupération possible, à condition de travailler ses muscles avec une rééducation poussée et bien sûr avec sa participation volontaire. Je lui déclarais qu'elle devrait pouvoir progresser et marcher à nouveau si elle le voulait. À ces mots, réconfortée et pleine de courage, le moral revenu, j'entrepris sa rééducation à domicile trois fois par semaine. De mois en mois elle progressa positivement. Deux ans plus tard, elle était redevenue autonome pouvant se déplacer avec une canne et vaquer à ses occupations ménagères, faire la cuisine etc... Certes elle ne pouvait courir et sa marche était lente, mais elle s'était battue contre la maladie. Moralité, tant qu'il y a de la vie, il y a de l'espoir !

En matière de rééducation : moral et volonté du patient sont les clés du succès. Le médecin de rééducation du service n'avait pas cru son retour à la marche possible ni à son indépendance. Plus tard, elle retourna le voir accompagnée de son mari, pour lui montrer l'évolution de son état, mais le médecin l'ignora. C'est là que l'on peut constater une certaine déshumanisation de la médecine.

La rééducation en traumatologie (c'est à dire après traumatisme) a quelque chose de valorisant. En effet, le patient arrive handicapé par son accident, opéré ou non, la rééducation va lui procurer mobilité et fonctionnalité. Après plusieurs semaines il retrouvera l'intégralité de ses articulations, repartira restauré et reprendra ses activités normalement. Là aussi, le kiné doit avoir du flair, une main intelligente et sentir avec doigté jusqu'où il peut aller dans la récupération.

Un jour, un patient, commercial dans une fabrique locale de chocolat bien connue, me consulta suite à un accident. Il avait été hospitalisé pour de multiples contusions. Il sortit de l'hôpital avec pour diagnostic une grosse entorse de la main droite. Il arriva à mon cabinet avec une prescription de rééducation de la main. Sa main était énorme, douloureuse, et après palpation je suspectais une fracture non diagnostiquée. Pourtant, on ne voyait rien d'anormal à la radio. Je ne pouvais pas le manipuler compte tenu de la douleur et de l'important œdème. Pour plus d'assurance, je l'adressais en ville chez un radiologue pour un examen complémentaire. De retour, la radio pratiquée sous différents angles révélait quatre fractures des métacarpes l'empêchant évidemment de reprendre le volant comme l'exigeait son métier de commercial. A l'hôpital on n'avait pas vu ces fractures. D'où le rôle complémentaire du kiné au sein de l'équipe médicale dans l'observation des symptômes chez les patients.

De nombreuses fois, le kiné côtoie la mort, soit à domicile, soit en milieu hospitalier. Il voit peu à peu décliner le patient, cherchant sa respiration, le souffle haletant, nous rappelant que nous sommes peu de chose, que la vie et la santé sont les biens les plus précieux. Je revois ces patients auxquels on essaie d'apporter du réconfort et un apaisement par les paroles et les massages afin d'alléger leurs douleurs. Réconfort momentané, parce qu'ils sont trop gravement atteints. Nous ne les reverrons sans doute plus les jours suivants. Les signes annonciateurs de la fin ne trompent pas. Mais nous aurons fait le maximum pour les aider dans cette ultime étape.

Et puis il y a ces patients gravement handicapés, suite à un accident professionnel ou de la vie, handicapé que l'on a pu connaître jeune, et que tout au long de notre carrière nous allons suivre, réconforter et maintenir dans un état satisfaisant. Je pense en particulier à ce patient paraplégique (c'est à dire privé de l'usage de ses membres inférieurs), qui suite à une chute d'un échafaudage du 3ème étage à l'âge de 23 ans avait eu la vie sauve parce que tombé dans le tas de sable livré précédemment par l'entrepreneur. Cependant sa chute entraîna une fracture déplacement de la 12ème vertèbre dorsale avec lésion médullaire, ayant pour conséquence une paraplégie irréversible. Son collègue, lui, fut tué sur le coup.

Pendant plus de 30 ans je l'ai soigné, autonome avec son fauteuil roulant, sa maison de plein pied, sa voiture spécialement équipée, portail, porte de garage, et volets roulants, le tout électrique. Ayant eu cet accident du travail, il perçut un capital et une rente lui permettant d'acheter une maison aménagée et dans son malheur, éviter les soucis financiers. Je le voyais donc deux à trois fois par semaine selon les besoins, et à la longue, je devenais non seulement un confident, mais quelque part aussi, un ami.

Pour un paraplégique ses bras deviennent ainsi ses jambes. En effet ce sont ses bras qui lui permettent de passer du lit au fauteuil roulant, du fauteuil à la voiture, du fauteuil aux toilettes, etc. Alors quand les douleurs surviennent aux épaules, ou aux cervicales, c'est l'angoisse de ne plus pouvoir assumer ces transferts au quotidien. Victime d'efforts trop violents entraînant des tendinites invalidantes, il m'appelle au secours. Il faut augmenter le nombre des visites à domicile pour lui redonner son intégrité fonctionnelle. Il m'attend avec impatience comme le sauveur pour la visite du jour. Petit à petit l'amélioration se poursuit et il en est reconnaissant. Au passage il me demande de lui prendre sa tension, et à force de visite tout au long de ces années, il se lie une véritable amitié et une complicité sincère. On finit par tout connaître de son caractère, de sa famille, etc. Lors de ces séances, j'éprouvais bien sûr le sentiment d'être utile et de faire du bien.

Anecdotes

Parfois, il arrive des anecdotes hors du commun qui font sourire, avec de bons mots, comme cette mamie, qui à 82 ans venait d'une commune voisine à pied à mon cabinet. Elle venait pour son dos douloureux, et se présentant, elle me déclarait qu'elle avait eu "une double hernie fiscale" ou encore cette femme qui me parlait de son "géniecologue", sans oublier l'inévitable "infractus".

Il nous arrive aussi de vivre des moments peu ordinaires. Je pense à cette grand-mère d'origine savoyarde, vivant aux Etats-Unis à San Francisco depuis sa jeunesse. Ses parents, comme 60 000 savoyards, avaient émigré aux Etats-Unis entre 1880 et 1900, tandis que d'autres émigraient en Argentine. Alors que je soignais sa cousine du même âge, 88 ans, cette grand-mère que nous qualifierons d'américaine d'adoption, arrivant de San Francisco, se plaignait de son dos, sûrement arthrosique, mais plus encore rendu douloureux par la longue station assise dans l'avion, la climatisation n'arrangeant rien. Ma patiente me demanda donc un rendez-vous pour elle. Hélas mon carnet était complet pour plusieurs semaines. Aussi, je lui proposais qu'elle lui cède sa place. Ce qu'elle accepta. La cousine d'Amérique arriva en avance. Elle s'impatientait dans la salle d'attente, faisant les cent pas. J'allais donc la voir. Elle me demanda si j'avais une "bath room" ? Je lui indiquais les toilettes en attendant de la prendre en charge. Ma patiente précédente laissant le champ libre, je la fis entrer dans la salle de massages et rééducation. Ses premiers mots accompagnés de son accent américain furent : "Je suis très impressionnée par vos instruments de tortioure !"

Ce à quoi je répondis : "Ici on ne torture pas, on ne fait que du bien !"
Je l'invitais à se rendre dans la cabine jouxtant la salle afin de se préparer pour les soins. Là, elle m'interrogea : "Dans quelle teniou dois-je me mettre" ? Je lui répondais : "En slip et soutient gorge". Et la mamie de me répondre : "L'ennui c'est que je n'ai pas de slip" !!! La brave femme avait résolu le problème des fuites urinaires, aussi bien dans l'avion qu'en ville. Et c'est donc dans sa nudité qu'elle prit place sur la table.

Tout au long de ma carrière, j'ai vu évoluer la lingerie féminine, passant des culottes longues, aux pantis bordés de dentelle, des gaines porte-jarretelles, puis pour finir dans les années 2000, au string laissant apparaître soit des fesses "rebondissantes", charnues, plates ou en gouttes d'eau.

Le comportement des femmes était parfois étrange. Avant de commencer les soins j'ai pu voir de jeunes femmes qui, à peine installées, étaient capables d'enlever leur soutien-gorge et de le jeter au milieu de la pièce. Ou encore cette jeune femme venant pour des massages esthétiques alors que visiblement elle n'en avait pas besoin, jeune italienne, bien faite de sa personne, plutôt belle, alors qu'elle se déshabillait me déclarait : "Oh ! je suis désolée, je n'ai pas mis de slip !" Oh stupéfaction elle était complètement épilée. Dans ce cas-là il faut garder son sang-froid et faire comme si de rien n'était.

Ou encore, cette jeune religieuse, qui après s'être dévêtue, avait enlevé son voile laissant entrevoir une coupe de cheveux courte, grossièrement faite aux ciseaux par ses soins, faisant penser à Marie-Antoinette montant à l'échafaud. Par ailleurs, elle s'excusait de ne pas avoir mis de soutien-gorge. Des comportements quelque peu choquants chez certains, soit avec peu de pudeur, soit étant bien trop à l'aise dans leur corps.

Dans les risques du métier, il y a aussi des malades psychiatriques. Je pense en particulier à cette jeune femme venant soi-disant pour des troubles circulatoires, avec prescription médicale, habillée d'un treillis militaire avec béret et lunettes de soleil qu'elle ne quittait pas. Elle me demandait des manœuvres particulières qu'on lui pratiquait à Paris, mais qui ne correspondaient pas à la prescription. Après la première séance j'appelais son médecin, son attitude me paraissant étrange. Il me répondit qu'il ne la connaissait pas et qu'effectivement elle était bizarre, sans plus d'explications. Pendant les soins, elle parlait toute seule sur la table en marmonnant des mots incompréhensibles.

Après cinq séances j'étais soulagé quand elle m'annonça qu'elle partait en vacances au Maroc. "Ouf !" me disais-je, car soigner cette patiente était une corvée. Un mois plus tard, la voilà qui revient pour reprendre rendez-vous. Je lui expliquais que mon carnet de rendez-vous était complet pour plusieurs semaines. Furieuse, elle me gifla violemment, balayant tout ce qui se trouvait sur mon bureau, y compris le téléphone. J'en vis trente six chandelles ! Je lui conseillais plutôt de voir un psychiatre. Je l'attrapais par le bras pour la mettre dehors. De rage, avec ses ongles longs, elle me griffa l'avant-bras comme une bête féroce, traces encore visibles aujourd'hui. Sitôt dehors, je fermais la porte d'entrée à double tour. Elle donna de grands coups de pied jusqu'à se faire mal.

Dès le lendemain, je me rendais au commissariat de police pour déposer une main courante suite à son agression. L'inspecteur de police me demanda si je voulais porter plainte. Je lui expliquais que non, n'ayant pas le temps d'être convoqué au tribunal. Je lui indiquais les nom, prénom, et adresse. Il consulta son ordinateur et s'exclama tout de suite : "Ah oui ! Deux pages sur l'ordi. Au préalable, elle avait tout défenestré chez sa mère, depuis le troisième étage, y compris le téléviseur qui implosa après sa chute. Les voisins effrayés avaient appelé "Police Secours". Elle fut immédiatement emmenée à l'hôpital psychiatrique. J'avoue avoir été traumatisé par cette agression.

Le kiné doit avoir une solidité morale et psychologique pour exercer son art, pour pouvoir pallier les risques du métier, les risques d'erreur d'appréciation du diagnostic, et éviter les élans affectifs.

Je me souviens de cette patiente d'une trentaine d'années, qui venait pour une rééducation de la cheville après entorse. Je lui proposais de passer en cabine pour se changer pendant que je m'occupais des formalités administratives. Lorsque je revenais pour l'installer en vue des soins, elle s'était complètement dévêtue. Je lui expliquais qu'il n'était pas nécessaire de se mettre toute nue pour le traitement d'une cheville. Je l'installais sans perdre mon sang-froid, car dans ces cas-là, il faut savoir rester de marbre. Après l'examen de sa cheville et le commencement du traitement, elle m'interpella et me dit : "Vous savez, vous seriez mieux tout nu avec une cravate" ! Affirmation à laquelle je ne répondis pas, estimant la patiente quelque peu dérangée. Dès la fin de la séance, et intrigué, j'appelais son médecin généraliste qui me déclara : "Ah oui ! J'ai oublié de te dire que cette femme est nymphomane !" Après tout, autant le savoir, ceci expliquant cela.

Je repense à cette autre jeune femme, également la trentaine, à la taille mannequin qui venait pour des lombalgies basses (douleurs lombaires). Après connaissance et formalités réglées, je pratiquais un examen de sa colonne sur la table de massage, en position couchée ventrale. Je commençais à la masser sous rayons infrarouges, ceux ci étant connus pour leurs vertus décontractantes, anti douleurs et anti rhumatismales. Lors de son quatrième rendez-vous, alors que j'avais commencé le massage et après 10 minutes d'exercices pour ses lombaires, elle se retourna brutalement en me regardant bien dans les yeux et m'interrogea : "Voudriez-vous bien me faire un enfant ?" La question franche et directe était plutôt surprenante et je répondis immédiatement, qu'ici ce n'était ni un bordel ni un lieu de rencontre. Désappointée, elle se remit dans sa position initiale et n'en reparla plus jamais lors des séances suivantes. Mais, quelques 15 mois plus tard, alors que je me rendais en visite à domicile, je la vis en ville poussant un landau avec un nourrisson. Elle avait sans doute trouvé le géniteur qu'elle recherchait.

Il y avait aussi ce jeune homme postier, grand, qui vint me consulter pour une rééducation après l'ablation d'un ménisque. Celle-ci fut plus compliquée que d'ordinaire, puisque après un mois il présentait toujours un œdème important. Je me rendis vite compte que ce jeune homme, artiste et cultivé, "soigné de sa personne", élégant, était homosexuel. Très vite il me fit ce que j'appellerais du charme, et des compliments flatteurs auxquels je ne répondis jamais. Là encore le métier nécessite de savoir tenir ses distances tout en prodiguant des soins quelle que soit la religion ou les orientations sexuelles du patient.

Le patient et les vertiges

Suite à une prescription de rééducation pour la colonne cervicale, un patient prend rendez-vous. Il arrive pour sa première séance, accompagné de son épouse qui le soutient par le bras. Je prends connaissance de l'ordonnance faite par son généraliste et lui demande des explications. Il me raconte alors son histoire. Âgé d'environ 75 ans, il est sujet à des vertiges et troubles de l'équilibre pouvant provoquer des chutes. Son angoisse est telle qu'il ne sort plus de chez lui, sauf aidé de sa femme.

Il venait de quitter l'hôpital après un séjour de 15 jours, où il fit toutes sortes d'examens (radios et scanners du cerveau, du cervelet, électroencéphalogramme, et examen vasculaire) pour tenter de poser un diagnostic et détecter l'origine de son mal. Tout était normal. De guerre lasse et sans explication à ces troubles, le médecin hospitalier l'avait déclaré "sortant" avec une lettre pour son médecin de ville. Celui -ci ne sachant que faire, lui prescrivit des séances de massages et rééducation pour son arthrose cervicale. Le médecin se disait : "Si cela ne lui fait pas de bien, cela ne lui fera pas de mal !"

Je commençais donc le traitement d'abord par un massage sous rayons infrarouges, suivi d'une mobilisation douce de son cou. Après chaque séance, il repartait au bras de son épouse toujours avec ses vertiges. Après les six premiers rendez-vous il avait toujours son instabilité et se rattrapait comme il pouvait ayant plusieurs fois par jour ses crises subites de déséquilibre. Pour sa neuvième séance, il arriva avec le sourire en me déclarant : "Je n'ose crier victoire, mais voici deux jours que je n'ai pas eu de vertige". Nous avons poursuivi les séances jusqu'à la 15ème sans que ces troubles ne réapparaissent. Il me quitta en me remerciant et en précisant que si cela recommençait, il reviendrait. Je ne savais comment expliquer ce résultat. Peut-être que les massages avaient détendu les muscles du cou, peut-être la circulation locale et vertébrale avait été améliorée, bref, pour une fois, je ne cherchais pas trop à comprendre, heureux du résultat et content pour le patient.

Deux, trois années passèrent. Quand un jour voyant sa fiche et ne l'ayant pas revu, je me disais : "Peut-être est-il mort ? Ou, a t'il consulté un confrère ?" Quelques jours plus tard le voilà qui vient pour un nouveau traitement. "Écoutez me dit-il, mes vertiges sont revenus, aussi j'ai vite demandé à mon toubib une ordonnance pour venir vous voir". Je repris le traitement comme par le passé, et de nouveau, après une dizaine de séances les troubles avaient disparu sans que je puisse avoir une explication rationnelle. Par la suite, je n'eus plus jamais de ses nouvelles, pensant qu'il allait bien. Ce sont sans doute tous les mystères des effets physiologiques et bienfaits du massage.

Toute cette histoire pour dire que l'on n'explique pas tout.

La patiente et la pétanque

Un jour, une patiente d'une cinquantaine d'années me téléphona pour un rendez-vous, ayant eu mon adresse par une personne âgée chez qui elle allait régulièrement comme aide à la personne. J'avais eu l'occasion de soigner cette personne âgée, suite à une fracture de la tête de l'humérus qui l'avait bien handicapée. Je l'avais bien rééduquée et lui avais redonné toute son autonomie fonctionnelle. Celle-ci conseilla donc à cette patiente de prendre rendez-vous chez moi pour ses épaules bloquées.

Dès son premier rendez-vous, elle m'expliqua qu'elle était passionnée et joueuse de boules (de pétanque). Malheureusement avec ses épaules douloureuses, elle ne pouvait plus jouer. Elle avait consulté tous les praticiens, ostéopathe, chiropracteur, et enfin kinésithérapeute, dont le dernier lui avait dit qu'il ne pouvait rien faire pour elle. Par conséquent, elle était démoralisée, et ne savait plus "à quel Saint se vouer".

Après examen de ses épaules, je lui diagnostiquais une capsulite rétractile bilatérale (la capsule étant un fibrocartilage reliant la tête de l'humérus à la glène de l'omoplate, pouvant se rétracter suite à un traumatisme ou suite à un choc psychologique), les bras bloqués à 90 degrés lors de mouvements. Je lui indiquais que la rééducation serait longue, avec de nombreuses séances, mais que je devrais pouvoir récupérer la mobilité de ses épaules. Elle m'avoua être bloquée depuis deux ans sans succès de traitements. Je lui expliquais que le traitement serait douloureux puisqu'il nécessitait une mobilisation manuelle par le kiné, avec des manœuvres d'étirements de la capsule réalisées en immobilisant l'omoplate par sa pointe entre le pouce et l'index, tout en mobilisant le bras, manœuvre suivie d'un bon massage sous rayons infrarouges des épaules et du cou. Cela la réconforta, elle reprit confiance et le moral. Je lui conseillais de prendre des antalgiques avant et après chaque séance. Au bout d'une vingtaine de séances nous avions déjà gagné au moins 20 degrés d'amplitude. La rééducation dura près d'un an avec plus de 60 séances, j'avais regagné la presque totalité d'amplitude de ses épaules et elle put reprendre les parties de pétanque au sein du club.

Au cours de ces séances, on apprend tout de nos patients, surtout lorsque les traitements sont étalés sur plusieurs mois. Elle m'avait confié qu'elle avait un amant, un vieux commissaire de police en retraite, avec un portefeuille bien garni. Il lui arrondissait ses fins de mois difficiles, elle travaillait peu et son mari était en invalidité.

C'était un homme jaloux. Elle me demandait de lui noter sur des cartons de faux rendez-vous pour justifier ses escapades. Elle me demanda même, que s'il venait à m'appeler, de bien vouloir confirmer que je la soignais bien aux heures mentionnées. Évidemment je refusais de me prêter à cette mascarade, mon rôle n'étant pas de faire l'entremetteur. Plus tard, elle réinsista et ma réponse fut identique. Quand le traitement fut terminé, un jour elle passa au cabinet, pour me vendre une carte de boulistes de son association. Vu la longueur du traitement je ne pouvais lui refuser de la prendre lui expliquant cependant que la pétanque n'était pas ma passion.

CHAPITRE VIII

Le kiné et le mal de dos

Le mal de dos est "le mal du siècle". Beaucoup de facteurs expliquent et entretiennent ce fléau. L'évolution de notre société avec une sédentarité accrue liée aux conditions de travail nocives explique en partie ce phénomène... Trop de position assise durant de longues heures passées devant l'ordinateur, lequel s'est généralisé à tous les emplois et à la vie privée. Cette société génère de plus en plus de stress, de pression, de compétitivité, toujours plus de performances demandées au personnel dans son travail avec un objectif de productivité accru. Cet état entraîne un mal-être parfois général, avec déprime se répercutant sur la vie familiale et conjugale. Les troubles du sommeil apparaissent avec une fatigue musculaire que ressent d'autant plus le dos qu'il est soumis à des contraintes mécaniques, et des troubles psychologiques. Le manque d'activité physique régulière accroît ce mal. Heureusement, depuis une vingtaine d'années, il semble que les français, conscients de cette situation, renouent avec le sport, les randonnées, le vélo, la natation, etc...

En effet, nous n'avons qu'à observer le changement de nos villes et de nos campagnes depuis 25 ans. Les pistes cyclables n'existaient pratiquement pas, et l'on apercevait peu de vélos sur les routes, malgré le tour de France. Le jogging était moins répandu, heureusement, une prise de conscience collective, relayée par les médias, a permis une évolution favorable pour plus de bien-être et de santé.

Alors, que faire pour lutter contre le mal de dos, celui-ci pouvant aboutir progressivement jusqu'à la hernie discale ?

Outre mes études, mon expérience personnelle m'a permis de noter des enseignements simples. En effet alors que je faisais un carrelage dans le sous-sol de ma maison à Chambéry, portant un sac de ciment colle de 25 kilos, l'enveloppe extérieure de celui-ci étant sèche, il m'échappa des mains, et de peur qu'il éclate au sol, je fis un mouvement brusque en avant pour le rattraper. Ceci déclencha immédiatement un craquement vertébral, suivi d'une douleur violente. En prévention, je pris de l'aspirine (Aspégic 1000) pensant enrayer le phénomène, et me permettre de finir le travail lors de ce week-end férié prolongé.

Hélas le lendemain matin, impossible de bouger et de me lever. J'étais tout simplement bloqué par la douleur. Situation d'autant plus stressante lorsque l'on est indépendant et libéral. Je pensais à mon cabinet et à mes patients à traiter deux jours plus tard. Je reprenais alors tout de suite de l'aspirine en espérant que la situation allait s'améliorer quelque peu. Je renouvelais l'opération à midi et le soir, tout en restant allongé. Le lendemain matin je notais une amélioration à peine sensible. J'appelais alors un ami rhumatologue d'Aix-les-Bains. Il me conseilla d'associer   anti-inflammatoires   et Paracétamol 1000.   Un infirmier vint me faire quatre piqûres espacées, lesquelles très vite me déclenchèrent des   brûlures d'estomac.

Je rappelais le rhumato. Il me dit de stopper les piqûres et de consulter un de ses confrères rhumatologue et vertébrothérapeute. Peut-être qu'une manipulation me soulagerait. Je pensais à mes rendez-vous au cabinet que je ne pourrais peut-être pas honorer. Dans ce métier, on n'a pas le droit d'être malade car dans l'urgence il n'y a pas de remplaçant, pas de personnel pour assurer le travail. Je pris donc aussitôt rendez-vous avec le rhumato vertébrothérapeute qui après examen déclara ne pas pouvoir me manipuler étant trop contracté et bloqué par la douleur. Il me conseilla de me reposer et de poursuivre les antalgiques à haute dose soit trois grammes d'aspirine par jour ce que je fis les jours suivants. Je pris ma voiture exceptionnellement pour aller au travail, ce que je ne faisais jamais, ne mettant qu'1/4 d'heure à pied de chez moi, et ce, quatre fois par jour.

Mes patients, pendant plus d'un mois, avaient l'impression d'être soignés par un kiné handicapé qui faisait ce qu'il pouvait pour ménager son dos. Tous les matins au réveil, je pratiquais avec angoisse le test de LASEGUE (le test de rhumatologie qui permet de voir l'évolution de la compression du disque inter vertébral sur le nerf sciatique). Ce test consiste, étant couché sur le dos, à lever la jambe tendue, et à observer l'angle que l'on fait par rapport à l'horizontale. Celui-ci n'était que de 30° avant le déclenchement de la douleur.

Cela n'était pas rassurant, signifiant par là une hernie discale L5 S1. Hernie confirmée par les examens radiologiques montrant un fort pincement vertébral entre la cinquième lombaire et le sacrum. Aujourd'hui, IRM et scanner permettent d'affirmer avec plus d'assurance le diagnostic. J'avais donc une hernie discale et j'imaginais le pire avec une intervention que je ne souhaitais pas, entraînant une absence prolongée au cabinet avec de lourdes charges et une incapacité à travailler. Je poursuivais donc le seul traitement de trois grammes d'aspirine jour en essayant de me masser comme je pouvais en utilisant le baume du tigre, associant la chaleur des rayons infrarouges avec le sèche-cheveux et les bains chauds. Le traitement à l'aspirine dura un mois et demi et permit d'assurer mon travail au mieux, quand un matin, le test de Lasègue s'améliora passant à 45° puis 60 puis enfin quatre-vingts degrés et plus. Ma hernie avait très probablement diminué de volume, réintégrant son emplacement au centre du disque inter vertébral. Je pus reprendre mon activité normalement, avec ma marche quotidienne salvatrice quatre fois par jour d'un bon pas de chasseur (alpin) pour me rendre au cabinet. De tout cela, je tirais des enseignements.

J'ai pu observer tout au long de ma carrière professionnelle (42 ans) jusqu'en 2012 que la réponse à la hernie discale était la chirurgie. Or j'ai eu l'occasion de noter que bien souvent suite à une intervention, il restait de nombreuses séquelles à type de paresthésies (fourmillements) voire paralysies. La chirurgie orthopédique peut être une indication ou une urgence quand suite à une hernie discale, il y a paralysie associée à une diminution et une disparition des réflexes achilléens ou rotuliens. Or par le passé, l'intervention chirurgicale après hernie discale était réalisée dans 60 à 70% des cas. Aujourd'hui la technologie et les traitements conservateurs ont réduit ce pourcentage à 10%. Cela veut dire que l'on peut traiter sans intervention 90% des hernies discales, les 10% restant étant liés aux urgences avec signes neurologiques.

Alors, quelle est la solution ?

Les traitements conservatoires sont tout d'abord : médicamenteux (antalgiques, décontracturants, anti-inflammatoires), puis associés à la kinésithérapie (massages antalgiques sous infrarouges, étirements, mobilisations douces). Puis c'est le temps de la gymnastique et du travail des abdominaux qui renforcent le dos. Enfin, c'est la reprise progressive d'une vie saine avec en premier la marche régulière, quotidienne si possible, ou deux à trois fois par semaine pour lutter contre la sédentarité et l'ankylose.

Il est important de ne pas oublier dans ces traitements conservatoires de boire beaucoup. Les disques intervertébraux se déshydratent avec l'âge et ont besoin d'eau pour leur redonner souplesse et élasticité, ceux-ci jouant le rôle d'amortisseurs.

Ensuite vient la reprise d'un sport (natation sur le dos, vélo, randonnées, etc...) Le tout bien sûr, sans excès, trop étant ennemi du bien ! Pour cela, nous pouvons voir des athlètes olympiques, athlètes de haut niveau qui ont trop poussé leur corps et qui plus tard paient le prix fort. Rhumatismes, arthrose, usures importantes dont l'issue est la prothèse.

Enfin une alimentation saine et variée avec légumes, fruits et pâtes, peu d'alcool bien sûr, bien qu'un verre de vin rouge à chaque repas puisse parfois être conseillé. De préférence peu de charcuterie, tout cela pour éviter la surcharge pondérale.

Puissent ces quelques conseils, simples et de bon sens, servir au plus grand nombre pour une vie sereine et embellie ! Bref, un esprit sain dans un corps sain. Et surtout ne pas oublier le massage, le vrai, fait par un kiné sérieux et compétent. Massage de détente qui libère les tensions musculaires liées au stress de la vie, à l'ordinateur, aux tracasseries, l'antidépresseur numéro 1, régénérateur de l'organisme.

Vous pouvez associer à cela les cures thermales, hydratantes et décontractantes, sans oublier également des pauses vacances régulières coupant le rythme quotidien et peut-être en prime, des passions non dévorantes et une participation dans la vie associative, qui contribueront au bon équilibre de la personne.

CHAPITRE IX

Le violon d'Ingres

Tout individu devrait depuis sa tendre enfance avoir une passion. Pourquoi ? Parce que, il semble qu'un violon d'Ingres, quel qu'il soit, est une nécessité pour l'équilibre de l'individu.

Il faut être passionné, s'intéresser à son travail, à son métier, et à une foultitude de choses qui peuvent débuter dans l'enfance. Ce peut être, porter un intérêt à la musique, apprendre à jouer d'un instrument qui devient un plaisir pour soi et pour les autres en sachant partager cette passion.

Ce peut être aussi toute forme de collection, depuis les timbres qui font découvrir les pays du globe, ou toute autre collection de miniatures automobiles, aviation, poupées des pays et des régions, bref des collections à l'infini, toutes passionnantes, faisant découvrir à travers elles des univers nouveaux.

Une vie sans passion est triste. Etre passionné pour ce que l'on fait, et quoi que l'on fasse, rend gai, joyeux, content de soi. En effet, en tout état de cause, je suis persuadé qu'il vaut mieux être content de soi que grincheux et mécontent.

Les études montrent (Kiné actualités) que seulement 20% des français sont heureux de ce qu'ils font dans leur métier. Vivre son travail, son métier avec passion rend la vie de tous les jours plus facile. Combien de personnes se rendent à leur travail, heureuses d'y aller, ne rechignant pas ou ne se désolant pas? Combien de travailleurs s'en vont la boule au ventre parce que sous pression permanente, ayant comme supérieur hiérarchique des chefaillons insupportables ? On comprend alors aisément que dans ce cas il est difficile malgré la passion d'aimer son travail.

Je disais que la passion rend heureux, il n'est qu'à regarder un jeune couple dont la passion amoureuse les remplit de bonheur, de joie et de gaieté rayonnante leur permettant d'accomplir et de créer, de se projeter dans l'avenir tout en contribuant à leur équilibre. Se passionner pour quelque chose participe à développer les connaissances quel que soit le domaine, est par conséquent, source d'enrichissement. Aussi bien le bricolage que les sciences, l'histoire sous toutes ses formes, le jardinage, les jeux, la danse favorisent le lien social entre les individus. En effet dans notre société, des personnes s'impliquent bénévolement au sein d'associations, réalisant des gestes d'entraide qui sont une grande source de satisfaction. Bref, quoi que vous fassiez, passionnez-vous pour ce que vous faites, pour ce que vous accomplissez. N'est-on pas heureux et content d'avoir réalisé quelque chose ? Ne serait-ce que bâtir sa maison de ses mains, ou l'avoir embellie. Il en est de même pour tout ce que l'on réalise et quoi qu'il arrive, être content de l'avoir fait. Éviter de se poser trop de questions et faire ce que l'on croit devoir faire et ne rien regretter. Ainsi il sera plus facile de traverser les épreuves de la vie, de les dépasser, de s'évader, pour ne voir que le positif.

Le pire ennemi c'est l'ennui, il peut même conduire à la dépression. Chassons-le en nous intéressant à quelque chose. Chacun a forcément une aspiration, ou un projet à réaliser. Eh bien foncez ! Ne jamais oublier l'attrait de la nature sous toutes ses formes, randonnées à la découverte de nouvelles régions et la pratique régulière d'un sport ou de la marche, la cueillette.

Je me souviens avoir rencontré des patients qui redoutaient de prendre leur retraite et par conséquent prolongeaient leurs années d'activité, pensant échapper à l'ennui. Mais s'intéressaient-ils à autre chose qu'à leur travail ? Certains d'entre eux se sont découverts des passions ignorées jusque là. Le départ en retraite doit être l'occasion d'une nouvelle vie, d'un nouveau départ, source de joie et de bonheur, encore faut-il le voir simple. Ce bonheur simple peut être l'émerveillement face à la nature, l'observation de la faune, les nouveaux contacts amicaux ou familiaux, bref, vivre.

À cet égard, il faut noter que le mot "retraite" ne correspond pas du tout à cette nouvelle vie. Ce mot étant évocateur de recul ou d'un repliement comme si l'on disparaissait de la société : "bon pour le rebut". En effet, il fait penser à la retraite de Russie. Pour ma part je préfère le mot espagnol "jubilacion" qui désigne dans cette langue la retraite. Si l'on cherche la traduction française de ce mot, jubilation veut dire : joie vive et expansive. Ceci traduit le vrai mot "retraite". La joie de vivre pleinement, enfin avoir du temps pour soi, profiter de sa famille, de ses amis, de ses découvertes, enfin pouvoir faire ce que l'on n'a pas eu le temps de faire durant sa vie active. Ce n'est pas le repli sur soi, mais aller vers les autres... Participer, aimer à communiquer ses sentiments, s'épancher. Bref, profiter de chaque instant, savourer la vie si la chance nous est donnée d'être en forme, laquelle doit être cultivée par l'exercice au grand air. N'est ce pas cela tout simplement le bonheur ? Se contenter de choses simples, ne pas trop vouloir selon le dicton : "Qui trop embrasse, mal étreint."

Alors vivez pleinement votre retraite !

CHAPITRE X

Le kiné et la politique

Le kiné, de par sa large clientèle, son contact, et les connaissances qu'il fait, devient un acteur connu, et incontournable de la vie politique, comme tous les professionnels, indépendants ou non, ayant une relation privilégiée avec les citoyens.

Suite à mon installation en cabinet libéral, je découvrais les difficultés d'être à son compte, et les charges qui incombent à un indépendant. Charges fiscales et sociales lourdes qui réduisent considérablement le bénéfice net d'un professionnel, ainsi que le salaire qu'il peut retirer de son travail.

À l'époque, en 1980, le maire de Chambéry, un socialiste aux idées généreuses, transformait la ville, avec des bouleversements de voiries, de plan de circulation, des travaux considérables, à tel point que l'on pouvait même se demander si l'on ne construisait pas un métro dans la ville. Les emprunts allaient bon train pour financer les investissements réalisés, alourdissant la fiscalité locale pour de nombreuses années, ainsi que la dette municipale.

Outre les charges classiques, (cotisations de toutes sortes, URSSAF, maladie), s'ajoutaient les impôts locaux, dont la taxe professionnelle, de plus en plus conséquente, taxe payée par les indépendants et les entreprises. Aussi je décidais d'intégrer le mouvement politique du RPR à Chambéry, aux idées et aux valeurs proches des miennes.

Le président national du mouvement était Jacques Chirac. La section locale comportait de nombreux militants dévoués aux causes nationale et chambérienne. Très vite je participais à l'organisation du mouvement, dont le chef de file, Président du Conseil Général de Savoie, était Michel Barnier. Il participa à la constitution d'une équipe en vue des élections municipales de 1983, aux côtés de Michel Bouvard, député chambérien. En 1982, je fus nommé président de la section locale du RPR pour la création de la future liste des élections. La tête de liste retenue fut Pierre Dumas, ancien ministre du Général de Gaulle, ancien maire de Chambéry évincé en 1977 à la surprise générale par le socialiste Francis Ampe, jeune non chambérien, jamais élu, et non préparé à la fonction de maire. La liste de Pierre Dumas fut réalisée avec les partis d'union de la droite et du centre, avec des jeunes et des représentants de différentes professions de la vie civile et de tous âges.

A 34 ans, je faisais donc partie de cette liste, décidant de m'impliquer pleinement dans cette vie municipale qui représentait pour moi une ouverture passionnante en plus de mon métier. Après une campagne dans les journaux locaux, d'affichages en ville auxquels je participais, l'élection municipale de mars 1983 arriva avec face à notre liste le maire socialiste sortant Francis Ampe. Le soir de l'élection, j'étais au dépouillement d'un bureau, et peu à peu les résultats tombaient. Pierre Dumas et sa liste étaient élus à une majorité de plus de 54 pour 100. Pour les Chambériens qui soutenaient la liste de Pierre Dumas, c'était la liesse, concert de klaxons en ville, bouteilles débouchées, tandis que de l'autre côté, les perdants affichaient leur tristesse. Notre liste obtenait 35 sièges et celle de Francis Ampe, 10.

Quelques jours plus tard, le nouveau conseil se réunissait dans la grande salle des délibérations de la mairie, en vue d'élire les adjoints de la nouvelle équipe. Je fus, sur proposition du nouveau maire, nommé adjoint chargé de la circulation, de la police municipale, ainsi que des transports urbains. Le premier adjoint fut Jean Bollon, suivi du chirurgien Claude Bosser adjoint aux finances, Pierre Desroches à l'administration, Jean Folliet au commerce, Michel Bouvard député à l'urbanisme, Michel Dantin, aujourd'hui maire de Chambéry, nommé adjoint spécial de Chambéry le Vieux, Pierre Fontanel adjoint à la culture (décédé en janvier 2017 dans sa 96ème année).

La première réunion du conseil, précédée comme à chaque séance d'une réunion de municipalité avec le maire et ses adjoints en salle privée avait pour but l'élaboration des délibérations à voter au conseil. Nous devions élire les conseillers délégués aux différentes missions et commissions. En plus de mes fonctions précédemment décrites, je fus nommé délégué au conseil d'administration du centre hospitalier de la ville, le maire étant le président de ce conseil, aux côtés du directeur de l'établissement.

Un jeune médecin généraliste, le docteur Verjus y fut également élu. Les jours passèrent et peu à peu on apprenait à connaître les rouages administratifs de la mairie et ses différents services.

Je décidais de rendre visite aux policiers municipaux et à leur chef de service afin de faire connaissance. Je leur rappelais leurs fonctions essentielles, de protection des citoyens, d'observation, de renseignements, et d'attribution des procès-verbaux de stationnement avec tact et mesure. Je leur précisais, que contrairement au précédent adjoint chargé de cette fonction, que je ne ferai pas sauter les procès-verbaux, même à des amis, pour assurer un bon fonctionnement du stationnement et respecter leur travail. Puis ce fut l'élection des élus au sein du syndicat intercommunal dont le rôle est de gérer le service des eaux, les transports,... c'est à dire le réseau de bus STAC de l'agglomération. Je fus élu président de la commission des transports avec une vingtaine d'élus désignés pour les 15 communes du syndicat intercommunal, élus dont le député-maire Louis Besson.

J'avais la chance d'avoir mon cabinet en face de la mairie, ce qui me permettait de gagner du temps pour aller signer les arrêtés de circulation tous les jours en fin de matinée. Deux années s'écoulèrent et je commençais à être rôdé à ma fonction. Le succès grandissant du réseau de transport urbain devait nous obliger à créer de nouvelles lignes, à acheter de nouveaux bus. Je proposais en réunion la marque Renault Véhicules Industriels, marque équipant déjà le réseau, décidé à faire travailler nos usines françaises, plutôt que Mercedes et les usines allemandes. Je choisis également le constructeur carrossier Heuliez, société privée d'automobiles et de bus située à une centaine de kilomètres de Nantes. Leurs bus sont construits sur châssis RVI aux finitions plus soignées. À l'époque la société Heuliez comptait 2000 salariés. Tout comme RVI, j'avais visité leurs usines et découvert leur savoir-faire. Hélas aujourd'hui, le département automobile du groupe Heuliez est victime de graves difficultés de concurrence l'obligeant à abandonner ce secteur et à débaucher de nombreux employés. Il se consacre maintenant à la seule construction de bus. On peut regretter que de nombreux élus de grosses communes achètent aujourd'hui du matériel étranger, pénalisant ainsi les constructeurs français et le savoir-faire made in France. Ils devraient selon moi, favoriser la production nationale en achetant français, face aux concurrents allemands, qui eux achètent allemand.

Les jours s'écoulaient avec une charge de travail importante pour une ville moyenne de 55 000 habitants. Notre maire avait soucis d'économies et de bonne gestion dans les dépenses de la ville, surtout avec le remboursement d'une lourde dette laissée par les prédécesseurs. Je découvrais à Chambéry une taxe locale surprenante, pour moi méconnue, outre la taxe foncière, la taxe d'habitation et la taxe d'enlèvement des ordures ménagères. C'était la taxe d'entrée charretière, perçue auprès d'administrés ayant un pavillon avec bateau, c'est à dire un décroché sur le trottoir devant le portail d'accès à leur maison. Cette taxe datait du Moyen-Age, et était perçue dans plus de 51% des villes françaises. Je m'informai alors auprès de mon chef de service du domaine public afin qu'il fasse une enquête complète sur ce sujet. Trois semaines plus tard, j'avais un rapport de plusieurs pages révélant que cet impôt touchait près de 2000 foyers chambériens. Et chose étonnante elle rapportait moins que ce qu'elle coûtait. Les salaires et charges des deux employés à plein temps dépassaient largement le gain de la taxe alors perçue. Je voyais là un moyen de faire des économies en proposant sa suppression au maire et à mes collègues. Cet impôt avait été créé au 15ème siècle pour les gens supposés riches (souvent commerçants), les bateaux devant les portes cochères facilitant l'entrée des chariots dans les cours intérieures, ce que l'on peut encore voir au centre-ville.

Pour une fois, on pouvait supprimer un impôt ! Le conseil municipal, sauf erreur de ma part, vota par délibération sa suppression en 1988.

Par ailleurs en ce qui concernait le réseau de bus, son succès grandissant, il arrivait qu'aux heures de pointe de 8 heures du matin, 12 heures et 18 heures, les bus soient surchargés, laissant sur le trottoir de nombreux passagers. J'observais qu'à ces mêmes horaires 45% de la clientèle était des scolaires, laissant ainsi peu de place aux citoyens se rendant à leur travail. De nombreux habitants se plaignaient, demandant l'achat de nouveaux bus et l'embauche de chauffeurs. J'imaginais alors que l'on pouvait décaler les horaires d'entrée des établissements scolaires d'un quart d'heure. Cela permettrait ainsi la rotation des bus, les soulageant aux heures de pointe de cette abondante clientèle scolaire, laissant ainsi la place aux salariés se rendant au travail. A noter que notre réseau de bus était jeune et évitait les erreurs d'anciens réseaux trop coûteux de grosses communes. En effet à Chambéry le réseau n'est financé que par le produit des ventes de tickets et par la taxe versement transport de 1% perçue auprès des entreprises de plus de 10 salariés. Ainsi, le réseau était autonome dans son financement, sans subvention de la ville et de l'agglomération.

La mise en place de ce décalage horaire prit environ deux ans. Une large concertation fut entreprise avec les enseignants et les chefs d'établissements scolaires qui rechignaient, prétextant des difficultés de stationnement aux abords de leurs écoles. Je devais conclure après ces nombreux mois de concertation, soit de réaliser ce décalage horaire, soit une augmentation des impôts locaux pour les contribuables. Finalement la mesure de décalage fut adoptée par la ville et le syndicat intercommunal à la grande satisfaction générale. Je présentais ce dispositif au congrès national des transports (G.A.R.T.) à Chambéry en 1988, donnant ainsi l'idée à d'autres villes de réaliser des économies.

La conclusion est que le pouvoir de décision des politiques est primordial dans la gestion de leur commune... Ce que l'on demande à un maire et à tout élu au-delà des clivages politiques et des partis, c'est une bonne gestion en évitant le gaspillage et les dépenses inconsidérées, de la même façon que l'on gère son foyer, dans le respect des finances de ses concitoyens.

Je fais ici une parenthèse, à propos de Pierre FONTANEL, dont je fis la connaissance pendant la campagne municipale. Après l'élection, apprenant que j'étais kiné et mécontent de son praticien, il me proposa de venir à mon cabinet situé en face de la mairie pour me "tester". Nous étions alors en 1983, j'étais installé depuis neuf ans. Il "portait beau" et avait fière allure. Il en imposait comme on dit, d'une élégance remarquable, arborant toujours des costumes cravates variés de grande qualité, avec pochette assortie et chaussures de marque toujours bien cirées. Il se tenait bien droit. Je devais par la suite le voir pendant plus de 30 ans régulièrement lors notre rendez-vous hebdomadaire.

Il venait se faire masser tout le corps, pour le maintien de sa forme. Il croyait, et avait raison, aux effets bénéfiques des massages sur la santé. Sa forme perpétuelle en était la preuve. Lorsqu'il arrivait, toujours ponctuel à ces rendez-vous, sa première action après s'être dévêtu était de se peser. Si par malheur il avait pris un ou deux kilos, la semaine d'après il les avait perdus.

Pour lui, le culte de son corps était important. Pour être bien dans sa tête, il fallait être bien dans son corps. Puis il passait à la table de massage et pendant les soins nous refaisions le monde du microcosme politique local et national.

Sa forte personnalité et son énergie débordante fit qu'il devint un acteur brillant qui marqua la politique chambérienne de par ses réalisations. Passionné de musique et de culture, premier prix de violoncelle du conservatoire de Chambéry, il m'incita à découvrir notamment les suites pour violoncelle de Jean-Sébastien Bach interprétées par Paul Tortelier. Il créa l'orchestre de Chambéry, qui devint plus tard l'Orchestre des Pays de Savoie. Grâce au mécénat qu'il développa, nous lui devons l'espace Malraux pour lequel il négocia habilement avec le gouvernement une participation de 50% dans son fonctionnement. Du jamais vu alors pour les maisons de la culture allégeant ainsi le poids fiscal de la ville. Mais nous lui devons aussi les rénovations de La Fontaine des Eléphants et de la colonne de Boigne, il y a 30 ans puis en 2016. Il lança une souscription pour porter le carillon de Chambéry à 70 cloches, lequel devenait le plus grand carillon d'Europe et le quatrième au monde. Infatigable, on l'appela pour sauver l'hebdomadaire catholique "La Vie Nouvelle", dont il devint le directeur. Certes la modestie n'était pas sa plus grande qualité, mais son amabilité et sa convivialité le rendaient attachant. Plus tard, il fut nommé membre de l'académie de Savoie et Officier des Arts et des Lettres. Il aimait particulièrement la vie et était très aimable avec la gente féminine, jamais avare de compliments. Son langage était vrai, parfois un peu rude, mais agissant toujours pour le bien des chambériens, en dehors de toute politique politicienne et des partis.

Les années passant, nous devenions complices lors de nos rendez-vous et je partageais ses confidences sur tous les sujets. J'apprenais à connaître sa famille, ses enfants et petits-enfants dont il était très fier, leur inculquant le sens du travail, valeur à laquelle il était attaché. Quelque part aussi il devint mon conseiller. Je lui dois notamment le fait d'avoir transféré mon cabinet dans des locaux plus spacieux. À maintes reprises, il me disait : "Pour ta clientèle, tu devrais avoir un cabinet plus grand et mieux agencé". A force de me le répéter, je finis par trouver un appartement tout proche de celui que je louais alors en 1994. A la fin des séances, après s'être rhabillé, il n'oubliait jamais de bien ajuster son costume et sa cravate face au miroir de la cabine et surtout de bien

142

peigner sa belle chevelure. Il demeurera pour moi un ami et un personnage inoubliable au-delà de toutes ces anecdotes.

CHAPITRE XI

La patiente assassinée
Une bien triste histoire

Je fis sa connaissance un beau jour de printemps. Elle vint, recommandée par un patient, me demander de soigner son père à domicile. Ce dernier vivait dans un petit appartement vétuste, non loin de mon cabinet, dans la ville médiévale. Il rentrait de l'hôpital après une hémiplégie droite sévère, avec de graves séquelles, notamment des troubles de la parole. Il partageait son deux pièces avec sa sœur plus âgée et sa fille célibataire endurcie, au caractère épouvantable ayant du mal à supporter la vieille tante et son père handicapé. Elle ne travaillait pas, puisqu'au chômage depuis quelques années, ayant été licenciée de l'entreprise Vétrotex. Ce domicile était un véritable bric-à-brac où toutes sortes d'objets hétéroclites encombraient les lieux. On pouvait tout juste se déplacer au milieu de ce chantier. Il y avait même la cage des canaris, tantôt suspendue à l'extérieur de la fenêtre, tantôt rentrée, selon la météo. Ils ne manquaient pas de roucouler lorsque le ton de la conversation montait entre la tante et la fille. Les peintures des murs d'un jaune criard avaient été refaites par celle-ci, sans soin,... Elle avait alors cinquante six ans. Visiblement elle supportait mal la vieille tante et le pauvre homme, voire elle les insultait.

J'entamais donc la rééducation de cet homme de soixante quinze ans qui en paraissait plus de quatre-vingts. L'alcool et le tabac avaient dû participer à son vieillissement prématuré avec pour conséquence de l'hypertension artérielle. Sa main était complètement fermée, les ongles rentrant dans la chair de sa paume. Sa jambe enraidie avait du mal à se plier, empêchant toute marche dans l'immédiat. Dans un premier temps, je le rééduquais alors qu'il demeurait couché dans un lit, complètement affaissé, avec des draps sales, jaunis et rarement changés. Plus tard, je le levais pour le mettre au fauteuil. Je vins chez lui pendant plusieurs années. Progressivement je pus le faire marcher, certes difficilement, mais rendant son quotidien plus facile malgré les hurlements de sa fille à son égard. C'est triste d'être témoin d'un tel comportement. Il avait accumulé toute sa vie une fortune, vivant chichement. Petit à petit, je maintenais son état. Puis, une nuit il mourut dans son sommeil, au grand soulagement de sa fille aigrie. Deux ans plus tard, ce fut le tour de la tante de quatre-vingt six ans. Marie-Thérèse se trouva alors seule dans cette demeure insalubre, héritière d'un bon capital. Elle entreprit alors de vendre l'appartement une misère et s'acheta un trois-pièces moderne dans un quartier nouveau. Plus tard on lui détecta un cancer du sein. Elle vint à mon cabinet pour une rééducation après intervention. Puis, je la perdis de vue, jusqu'au jour où, alors adjoint au maire, un samedi je mariais au château de Boigne. Quelle ne fut pas ma surprise de voir que je devais marier cette célibataire endurcie de plus de 60 ans ? D'après les registres administratifs, l'élu avait pour profession "Débit de Boissons". Lorsque je vis son faciès, marqué par l'alcool, je compris que l'avenir de ce couple ne serait pas tout rose ! Je les mariais donc avec les compliments de rigueur.

L'année suivante, elle vint me consulter pour des lombalgies. Il faut dire qu'elle avait pris du poids avec un ventre en besace, et avoisinait les cent kilos. Elle me fit des confidences sur son époux qui rentrait souvent tard le soir, complètement saoul, vomissant dans l'appartement qu'elle devait nettoyer. Qui plus est, dans ses délires, il lui arrivait de la frapper. Mais elle s'en accommodait, m'avouant que parfois il était gentil, dans les moments où elle avait découvert l'amour et les plaisirs charnels. Il ne survécut pas longtemps à ses excès puisqu'un an plus tard il décédait d'une cirrhose du foie. Pendant ces deux années de mariage il avait puisé dans les réserves financières de sa femme en arrosant avec générosité ses amis de comptoir.

Peu après le décès elle me confia qu'un ami du défunt vint frapper à sa porte se présentant comme conseiller financier. Il lui proposa de gérer ses biens. Lui aussi était un pilier de bar et était au courant de ce qu'elle possédait en banque. Entre-temps, elle fut victime d'une agression alors qu'elle marchait dans la rue. Un jeune voyou tenta de lui arracher son sac à main et, s'y accrochant, elle s'écrasa au sol, avec pour conséquence une fracture de la tête de son humérus droit. J'allais la rééduquer à son domicile, où je découvris un autre bric-à-brac invraisemblable. Elle était très pieuse et son appartement regorgeait de centaines de statuettes de la Sainte Vierge déposées sur la table de la salle à manger et dans tous les endroits possibles. Le réfrigérateur était à l'extérieur sur la véranda, non branché par soucis d'économies. Il servait d'épicerie. Lors de nos conversations je la mis en garde sur son ami soi-disant financier. Visiblement elle ne tint pas compte de mes observations, puisqu'elle se mit rapidement en ménage avec lui, partageant sa couche et les plaisirs de l'amour. Elle lui faisait entièrement confiance : il avait accès à tous ses comptes, y puisant allègrement. Mais, un jour, elle vérifia ses relevés bancaires et s'aperçut de gros prélèvements. Une explication s'en suivit, le ton monta avec colère et insultes. Dans le fouillis, l'ami attrapa un marteau et l'assomma de plusieurs coups. Le sang de la pauvre femme éclaboussa largement la tapisserie de la chambre. Une scène de crime horrible dont une certaine presse raffole. Ne perdant pas son sang-froid, le criminel décida de faire disparaître le corps. À cet effet il entreprit de découper le cadavre en morceaux à l'aide d'une scie égoïne et déposa les différentes parties du corps dans des sacs-poubelle. Au petit matin, vers 5 heures, il chargea les sacs dans la voiture de la défunte, une Simca 1000 d'une quinzaine d'années, comme neuve et ayant peu roulé. Il partit au bord du lac du Bourget près d'une ferme apparemment abandonnée. Là, il vit de grands barils de carburant qui servaient sans doute au fermier à brûler des déchets. Il plaça les membres et le corps découpé en prenant soin de les arroser d'essence et y mit le feu. Mais, un corps met du temps à se consumer lorsque le foyer n'est pas à haute température. Vers 10 heures, alors qu'il remuait les éléments avec un bâton, le fermier vint par hasard faire un tour à sa propriété. Il aperçut au loin l'homme faisant du feu dans ses bidons et l'interpella : "Que faites-vous là ?" Réponse : "Je brûle des cochonneries!"

Tandis que le fermier s'avançait pour voir de quoi il s'agissait, le criminel s'enfuit à grandes enjambées en direction de la Simca 1000. Le fermier eut la présence d'esprit de lui courir après et de noter le numéro d'immatriculation. La voiture fit une embardée faisant crisser les pneus. Le fermier retourna alors sur les lieux où brûlaient les déchets. Et, horreur ! Il découvrit des membres carbonisés et une main qui dépassait du fût. Il partit aussitôt à la gendarmerie signaler les faits. Les gendarmes se rendirent sur place et lancèrent immédiatement un avis de recherche par radio à toutes les brigades sur le territoire. L'individu fut arrêté quelques heures plus tard sur la route de Reims, alors qu'il se rendait chez sa mère. Il fut conduit à Chambéry pour y être entendu.

Pendant ce temps, les gendarmes se rendirent chez la victime où ils découvrirent la scène macabre. Ils trouvèrent un carnet personnel où de nombreuses adresses étaient inscrites : notamment celles des soignants avec numéro de téléphone, dont le mien.

La gendarmerie m'appela au cabinet pour "être entendu dans une affaire me concernant". Ne lisant pas les journaux locaux, je me demandais de quoi il s'agissait. Le gendarme me proposa de le rencontrer au plus tôt, ce que je fis le lendemain à 13 h 30. Là, j'appris la terrible nouvelle. Le gendarme m'expliqua le déroulement du crime et me demanda si je connaissais bien la personne assassinée. Evidemment je connaissais moult détails sur sa vie, la suivant depuis de nombreuses années et pus ainsi les éclairer. A mon tour je lui posais des questions sur le déroulement de cette affaire, raison pour laquelle je peux vous la raconter. Il me précisa que l'individu après interrogatoire avait déclaré que la victime était tombée du lit, et la voyant morte, ne sachant que faire, il l'avait emmenée pour "l'incinérer selon ses dernières volontés".

Après l'entretien avec le gendarme chargé de l'enquête, répondant à toutes les questions, je ne manquais pas de lui indiquer que l'individu s'était chargé de ses finances, sans vergogne.

La brave dame, pilier d'église, connaissait bien le curé de la cathédrale où elle allait régulièrement à la messe, eut droit à une sépulture religieuse, ses restes calcinés ayant été mis dans un beau cercueil. Il faut dire que dans son testament elle avait fait don de ses biens au clergé n'ayant pas de parents en vie.

Quelque temps plus tard, le procès du criminel eut lieu. Ni le tribunal ni les jurés ne crurent à sa version des faits. Malgré un avocat brillant, il écopa de 22 ans de prison. Cette sombre histoire me bouleversa plusieurs jours, car revoyant cette femme plus que bien en chair sur ma table de massage, je n'osais l'imaginer se faisant découper à la scie égoïne, cuisses, bras et tête.

Elle eut une bien triste fin malgré sa foi débordante.

CHAPITRE XII

La vieille dame et la solitude

C'était un jour d'octobre, triste et froid. Je reçu un appel d'une personne très âgée, pour effectuer des soins à domicile. Je lui donnais un rendez-vous 15 jours plus tard, n'effectuant les visites que deux matinées par semaine. Volontairement, la plupart de mes confrères ne faisaient pas de visite estimant que c'était une perte de temps. En effet, pendant ce même laps de temps, on peut soigner le double de patients au cabinet. De plus les temps de trajet en voiture étaient très peu indemnisés, seulement 4 euros pour le déplacement. Le plombier lui, facturant tout déplacement de 30 à 50 euros.

Je visitais donc cette dame, très gentille, qui m'accueillit en robe de chambre dans son petit appartement de deux pièces, confortable et bien meublé. Elle paraissait en mauvais état, pâle, tassée, toute voûtée, ayant du mal à se déplacer dans son intérieur. Après le premier contact et les formalités administratives, j'examinais ses radios. Je fus atterré par la vision de sa colonne vertébrale, avec des vertèbres écrasées, complètement déminéralisées, percluse d'arthrose invalidante. Je ne m'expliquais pas un tel état, et lui demandais ce qui lui était arrivé. Elle me dit : "Je vous raconterai plus tard".

Je n'insistais pas et commençais à masser l'intégralité de son dos au baume du tigre en espérant soulager ses douleurs. Elle m'avoua que cela lui faisait le plus grand bien et à la quatrième visite, elle me conta son histoire.

Elle avait été déportée en même temps que son mari, en 1944 dans un camp de concentration situé en Allemagne, dans des mines de sel. Elle avait alors 20 ans. Durant sa captivité, elle ne vit plus le jour pendant près d'un an. Elle devait travailler à la pioche de 3 heures du matin à minuit, soit 3 heures de repos par jour. Elle n'avait qu'un repas par jour fait d'une bouillie infâme. Elle vit ainsi dépérir ses collègues arrivées bien avant elle. Les unes après les autres elles mouraient d'épuisement. Elle vécut dans la seule idée de retrouver son mari quand la guerre serait terminée. Elle n'avait pas de nouvelle, mais espérait toujours. Son travail était surveillé par des kapos et des chiens aboyant en permanence. De jour en jour, elle s'affaiblissait et de nouvelles femmes de tous âges arrivaient pour remplacer les décédées. Au bout de 10 mois, malgré son mental, elle n'était que l'ombre d'elle-même, ne pesant plus que 30 kilos.

Quand un jour, ce fut la débandade. Les gardes et tous les officiers s'enfuirent devant l'arrivée des alliés qui délivrèrent toutes les captives. Elle ne dut sa survie qu'au fait qu'elle était arrivée moins d'un an auparavant. Elle fut prise en charge par la Croix-Rouge suédoise qui l'emmena avec les survivantes dans un centre de réadaptation en Suède. Elle ne supportait plus la lumière du jour ne l'ayant pas vu pendant une année. Dès les premiers jours la nourriture lui fut distillée très progressivement. Elle apprécia particulièrement le cadre de cet établissement au milieu de la nature, "une renaissance et un bonheur" me disait-elle. La gentillesse et le dévouement du personnel médical furent un véritable réconfort.

En trois mois elle se refit une santé, ayant toujours espoir de retrouver son mari dont elle n'avait aucune nouvelle depuis un an. De retour à Paris, elle se renseigna auprès des autorités et de la Croix-Rouge pour savoir s'ils avaient des nouvelles des déportés rentrés des camps. Mais rien concernant son mari. Un mois plus tard elle reçut un appel lui signalant qu'il avait été libéré par les alliés et hospitalisé tant il était affaibli par cette terrible captivité. Enfin ils étaient réunis. Les mois passèrent et de nouveau ensemble, ils remontèrent leur affaire. Un magasin de tissus, puis deux dans le quartier du Sentier à Paris. Leurs affaires prospéraient vite leur permettant au fil des années de constituer un gros patrimoine immobilier. Il mourut à l'âge de 66 ans, un an après le début de sa retraite et après avoir vendu son affaire. Sa femme que je soignais, était donc veuve depuis près de 30 ans, vivant des revenus de ce patrimoine. Elle n'avait pas de famille, si ce n'est un neveu chirurgien dans le sud de la France, qu'elle ne voyait jamais.

À la fin d'une séance, c'était en décembre, au moment de partir, elle me glissa une enveloppe en me disant: "Tenez, c'est pour le Noël de vos enfants!" Je la remerciais et n'ouvris l'enveloppe qu'une fois dans ma voiture, stupéfait, elle contenait 500 FRF, (l'équivalent de 75 € d'aujourd'hui). C'était la première fois qu'une patiente me faisait un cadeau d'une telle valeur. À la séance suivante, je la remerciais à nouveau, ce à quoi elle me répondit : "Mais non, ce n'est rien". Souvent, après la séance en début d'après-midi, elle me proposait un bon gâteau de pâtissier. Il lui arrivait même de m'offrir une boîte complète et variée. Je me rendis vite compte qu'elle ne pouvait pas sortir, vu son état, sauf pour aller chercher son pain à la boulangerie en-dessous de son appartement. Une femme employée à l'accueil d'un grand hôtel du centre-ville lui faisait régulièrement quelques courses, dont des gâteaux.

Un jour, par hasard, alors que le massage était terminé, cette personne sonna à la porte en lui apportant ses courses. La brave dame, non seulement lui donnait de l'argent en espèces, mais à chaque fois, la remerciant, lui laissait un billet de 500 FRF. J'avais trouvé d'emblée la commissionnaire trop aimable pour être honnête. Pour cette vieille dame c'était une manière de combler sa solitude en achetant la compagnie de nombreuses personnes. Une autre fois lors de ma présence, c'était l'employé de la banque qui venait comme à l'accoutumée tous les 15 jours lui apporter de l'argent en espèces. Là aussi, il repartit avec son billet de 500 FRF qu'elle lui donna devant moi, sans que celui-ci ne le refuse.

Plus tard, à la fin d'une séance, elle me proposa une bourse en daim qu'elle alla chercher dans son placard et me dit : "Tenez, c'est pour vous, ce sont des pièces d'or". Surpris, je lui dis que je ne pouvais accepter, que c'était contraire à mon éthique. Elle insista, je la remerciais et refusais. Elle me dit : "Vous avez tort" tout en me tendant la bourse à nouveau.

La semaine suivante elle me déclara : "Vous savez, le médecin, lui, il a pris les pièces !" Je fus étonné que ce médecin du centre-ville que je connaissais bien ait accepté.

Plus tard, un lundi, jour de mes visites, en début d'après-midi, alors que je me rendais chez elle pour ses soins, comme à l'accoutumée, je sonnais mais pas de réponse. J'insistais, sans succès. Je m'inquiétais, tout en réfléchissant : elle ne pouvait pas être sortie. Peut-être dormait-elle ? Elle avait l'habitude le soir de prendre des somnifères et je me disais qu'elle en avait peut-être trop pris. Je savais par ailleurs que le téléphone était sur sa table de nuit. Aussi de retour au cabinet je faisais sonner à plusieurs reprises sans résultat. Je me dis qu'il lui était arrivé quelque chose, peut-être une chute, ou décédée ! Dans le doute j'appelai les pompiers leur expliquant l'histoire et précisant l'adresse. Ils se rendirent sur place et ne pouvant ouvrir la porte, ils escaladèrent son balcon à l'aide d'une échelle et fracturèrent la porte-fenêtre pour pénétrer dans l'appartement. Ils la découvrirent allongée dans la salle de bains, épuisée. Elle était tombée et restée là depuis deux jours. Malgré ses appels au secours, personne ne l'entendit. À l'époque, les alarmes portables pour personne isolée n'existaient pas. D'après ses douleurs et sa position les pompiers diagnostiquèrent vite une fracture du col du fémur et la conduisirent à l'hôpital. Deux jours plus tard, elle était opérée. Je lui rendis visite, mais suite à l'intervention et à l'anesthésie, elle présentait les signes d'un ramollissement cérébral et ne me reconnut pas. Dans les jours qui suivirent, l'hôpital ne pouvant la garder, l'adressa au vétuste hospice de Montmélian où elle mourut, seule, un mois plus tard. Triste histoire d'une vieille dame éprouvée, veuve et fortunée qui finit bien mal ses jours malgré sa gentillesse et sa générosité.

CHAPITRE XIII

La rencontre avec le radiesthésiste

Un nouveau patient d'environ 70 ans prend rendez-vous. Lors de sa venue, il m'explique qu'il vient pour des douleurs vertébrales, en particulier lombaires. Élégant, avec un costume gris à rayures, arborant la légion d'honneur au revers de sa veste, il avait l'air sympathique et intelligent.

Dès la première séance, je l'installais et trouvais ses points douloureux sans qu'il me les précise. Je les travaillais ensuite régulièrement, suivis de bons massages sous rayons infrarouges. Je le vis deux fois par semaine, et à la cinquième rencontre celui-ci me déclara brutalement : "Monsieur, vous êtes magnétiseur sans le savoir !"

Sur le moment, je restai muet, étonné et me dis, "mais qu'est-ce qu'il raconte" ? Il me demanda si je n'avais pas constaté des résultats inexpliqués sur certains patients. Effectivement j'avais vu plusieurs cas améliorés ou guéris que je ne m'expliquais pas. Là, il m'avoua qu'il était le président des radiesthésistes de Savoie. Avant de venir à mon cabinet, il avait pris rendez-vous chez un confrère, puis ayant des doutes, il prit son pendule qu'il mit au dessus de la carte de Chambéry, lequel pendule après interrogations se plaça sur mon lieu de travail. J'étais très sceptique quant à son état psychique, et pourtant...

Lors de nos discussions, il finit par me convaincre de venir suivre des cours de radiesthésie. En effet, il paraît que la matière s'apprend. Il donnait ses cours le troisième samedi de chaque mois, une session devant commencer le mois suivant. Suite à son invitation, je contactais un cousin pharmacien, ouvert comme moi au paranormal, aux médecines parallèles. Aussi nous allions suivre ces cours pour en apprendre un peu plus.

La radiesthésie est fondée sur la sensibilité des êtres vivants à ressentir les phénomènes. Dans la nature, tout est vibration, nous-mêmes émettons des vibrations qui sont des ondes. Le magnétisme est une médecine énergétique occidentale soulageant les douleurs, par fluide des mains transmettant l'énergie qui habituellement, doit circuler normalement. De nombreuses personnes sont magnétiseuses sans le savoir, jusqu'au jour où quelqu'un leur fait découvrir leur capacité à transmettre aux autres leur énergie positive supérieure à la moyenne. Lors de ses cours, nous apprenions le maniement du pendule. Nous testions notre énergie à l'aide d'un voltmètre, et malgré notre esprit cartésien, force était de constater que bon nombre d'individus avaient une énergie et des pouvoirs différents.

Il y avait parmi nous une trentaine de personnes, et lors de ce premier contact on pouvait se demander ce que l'on faisait là. L'assemblée était variée, faite de toutes sortes d'individus, depuis la femme brune style "voyante" à l'homme très soigné. Attentifs, nous observions que la majorité des personnes dites "radiesthésistes" et "magnétiseuses" étaient brunes. Il semblait, d'après ce que l'on apprit par la suite, que les magnétiseurs seraient principalement bruns. Petit à petit, de cours en cours, nous faisions des expériences pour tester nos aptitudes. Apprendre à se concentrer pour poser les mains et sentir un rayonnement chaud, sans toucher l'individu, en fermant les yeux ou encore comment magnétiser un fruit et mettre plusieurs jours pour le dessécher sans qu'il pourrisse.

Je me rendis compte par la suite qu'au cabinet lors de mes massages je magnétisais (le terme vient de l'apposition des mains) en l'ignorant, comme Monsieur Jourdain faisait de la prose sans le savoir. Ainsi, il s'en suivait une amélioration de l'état du patient.

Je revois par exemple cette patiente, qui avait consulté à plusieurs reprises un dermatologue pour ses problèmes d'eczéma sur les avant-bras. Elle n'obtint aucun résultat malgré plusieurs traitements et pommades. Je lui proposais, alors qu'elle n'était pas venue pour cela, d'essayer de magnétiser puis de masser ses avant-bras. L'eczéma disparut après deux rendez-vous à sa grande satisfaction, et à vrai dire, à ma grande surprise.

En fait, tout magnétiseur doit se concentrer, agir avec amour et humilité, transmettre son énergie par son fluide au travers de ses mains influant sur le psychisme et le physique, agissant d'une façon globale pour recharger l'individu. Tout magnétiseur doit bien connaître son sujet pour mieux le transmettre et faire passer son message. Un bon commercial ou un bon vendeur réussira d'autant mieux dans son métier en étant magnétiseur. Il doit avoir l'art de posséder sa matière, l'art de convaincre.

Un bon politique est également magnétiseur, ayant l'art du verbe, captivant l'attention de son auditoire, pour transmettre son programme. Il y a des magnétiseurs bénéfiques, comme le Pape, capable de rassembler des foules, toutes à l'écoute de ses paroles. De même, il en existe des maléfiques, capables eux aussi de rassembler des foules, de les galvaniser, comme Hitler.

Bref, en un an de cours nous apprenions beaucoup de choses notamment sur les forces cosmiques qui nous entourent et leur influence. Un domaine passionnant, que l'on pouvait découvrir à travers la civilisation égyptienne par exemple.

Progressivement, l'état de mon patient radiesthésiste s'améliora, et celui-ci satisfait, m'adressa sa femme, qui souffrait de lombalgies tenaces vraisemblablement dues à son surpoids. Or, cardiaque, handicapée par l'arthrose, elle ne pouvait pas faire grand-chose. Il m'assura que je pourrai l'améliorer. Effectivement, après une dizaine de séances elle allait beaucoup mieux et par la suite, il m'adressa de nombreux patients.

Conclusion

Durant toutes ces années, j'ai été conforté dans mon choix professionnel. J'ai apprécié le large éventail des matières médicales auxquelles j'ai eu accès, permettant de soigner une grande variété d'affections. Heureux d'avoir exercé un métier tourné vers les autres, la rencontre de patients de tous âges, de tous niveaux socio professionnels, contribua à mon épanouissement personnel. Elle fut enrichissante et passionnante.

SOMMAIRE